たんぱく質がたっぷりとれる

スープジャー弁当

松尾みゆき

新星出版社

たんぱく質は欠かせない大切な栄養素。
スープジャーを活用すれば、
毎日手軽にとることができます

　体づくりに必要なたんぱく質を、手軽にしっかりとりたい…そんな願いをかなえてくれるのが、スープジャーです。

　スープジャーの大きな特徴は、保温調理ができること。軽く火を通した材料を入れたら、そのまま放置するだけで食べごろになるので、毎日のお弁当にぴったりなのです。早起きしたり、お弁当箱に詰める手間はないので、忙しい人や料理が苦手な人でも続けられます。

　この本で紹介するレシピは、最大で1日のたんぱく質摂取量の約$\frac{1}{3}$量がとれるように計算されています。満足感のある具だくさんスープなので、ダイエット食としても大活躍。学校や職場に持参したり、家で食べたり。自由な食べ方で、たんぱく質たっぷりの健康スープ習慣を始めてみませんか。

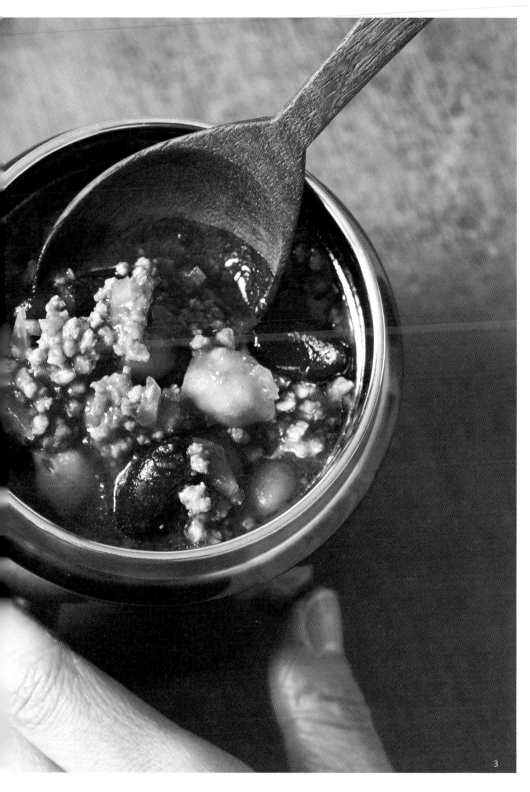

CONTENTS

PART ① | 肉のスープ

PART ❷ | 魚介のスープ

PART ❸ | 卵・大豆製品のスープ

PART ❹ | 豆のスープ

PART **⑤** │ **主食にもなるスープ**

COLUMN

たんぱく質で
健康&きれいな体をつくれます

肉や魚などに多く含まれるたんぱく質は、炭水化物、脂質とともに体をつくる大事な栄養素。理想の体をつくるために、スープでしっかり摂取しましょう。

 ## たんぱく質は
体のベースづくりに欠かせない栄養素

筋肉や体の組織をつくります

筋肉、臓器などの組織のほとんどはたんぱく質でつくられています。肉や、魚、大豆製品などに多く含まれているのでとりやすい栄養素ですが、不足すると、筋肉量が落ちて虚弱な「フレイル」という状態になったり、免疫バランスを乱す原因になります。

代謝を上げて太りにくい体に

筋肉の主材料であるたんぱく質。十分な量を摂取して筋肉量が増えると消費エネルギーが増え、代謝が上がってダイエット効果を高めてくれます。また、たんぱく質は満腹中枢を刺激するホルモン、レプチンの分泌にもかかわり、食べすぎを抑制する働きも。

いろいろな食材からとれます

たんぱく質は肉、魚、卵などの動物性食品、大豆製品などの植物性食品に多く含まれていますが、それらから作った加工品や調味料はもちろん、野菜からもとることができます。さまざまな食材をバランスよくとることで、たんぱく質の総摂取量が増やせることを覚えておきましょう。P.12〜15で紹介しているたんぱく質を多く含む食材も、ぜひ参考にしてみて。

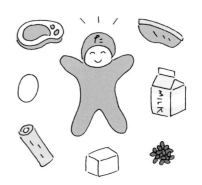

たんぱく質が不足すると不調を招きます

肌や髪がカサカサに…

髪や爪、肌の主成分は、ケラチンというたんぱく質。不足すると髪がパサついたり、爪が割れる、肌荒れするなどの不調が出ることがあります。太るからといって、野菜ばかりの食生活にすると美容面にも悪影響を及ぼすことがあるので、たんぱく質不足に注意して。

ダイエットしても リバウンドしがち

たんぱく質を十分にとらずにダイエットすると、筋肉だけがどんどん使われてしまい、エネルギーが燃焼しにくい体になってしまいます。カロリーに気をつけてもなかなかやせなかったり、体力が落ちて疲れやすくなることも。しっかり食べて、燃費効率のいい体を目指しましょう。

1日に必要なたんぱく質はどのくらい?

1日に必要なたんぱく質の摂取推奨量は、一般的な活動レベルの人は年代を問わずほぼ同じ。自分がどのくらいとれているか確認するには、P.12〜の食材別含有量を参考にしてみましょう。女性は1日50gをキープする意識を持って、毎日の食生活を考えてみて。

男性
65g

女性
50g

摂取量の目安は、女性は10歳以上から50g(12〜17歳は55g)、男性は12歳以上から65g(12〜14、65歳以上は60g)。運動量が多ければ摂取が多くてもOK。

※日本人の食事摂取基準(2020年版)より、たんぱく質の食事摂取基準推奨量に基づきます。どちらも18〜64歳の数値。

運動量が多い人や妊娠中の人はもっと必要!

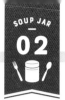

スープジャーで たんぱく質を手軽に!

栄養を考えながらお弁当を作るのは大変なこと。そこで取り入れたいのが、具だくさんのスープジャーです。これひとつあれば、たんぱく質摂取が手軽に。

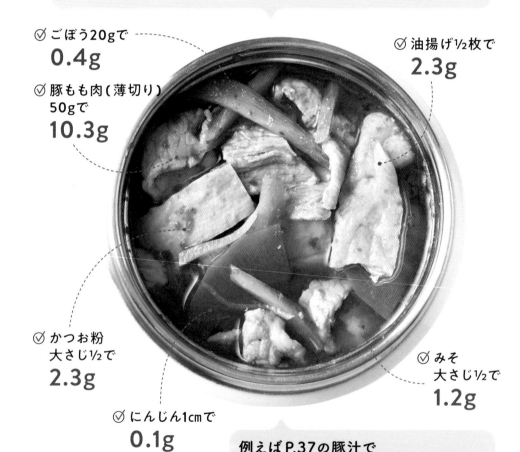

✓ ごぼう20gで
0.4g

✓ 豚もも肉(薄切り)50gで
10.3g

✓ 油揚げ½枚で
2.3g

✓ かつお粉 大さじ½で
2.3g

✓ みそ 大さじ½で
1.2g

✓ にんじん1cmで
0.1g

例えばP.37の豚汁で
16.5gのたんぱく質 がとれます!

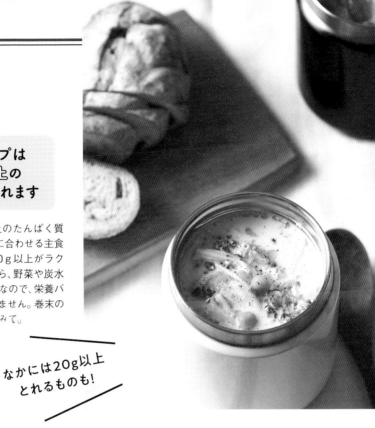

この本のスープは 1食10ｇ以上の たんぱく質がとれます

1食分のスープに10ｇ以上のたんぱく質が含まれていれば、スープに合わせる主食や副菜と残り2食で、1日50ｇ以上がラクに摂取できます。スープなら、野菜や炭水化物を同時にとるのも簡単なので、栄養バランスを考える手間もありません。巻末のインデックスも参考にしてみて。

なかには20ｇ以上 とれるものも!

 他にも栄養のメリットがたくさん!

油をほとんど使わないので 低カロリー!

スープジャー調理は、水から煮て肉や魚のうまみを出すのがポイント。炒め油いらずなので、そのぶんヘルシーに食べられます。この本のスープはほとんどが300kcal以下。カロリーが気になるダイエット中や、食べすぎたあとの調整ごはんとしても役立ちます。

溶け出たビタミンも 無駄なくとれます

水に溶ける性質のビタミンＢ群やビタミンＣがムダなくとれるのも、スープのメリット。ビタミンB₁は糖質の代謝を助けるので、ダイエットにも効果的。コラーゲン生成や抗酸化作用、免疫作用にかかわるビタミンＣは、健康な体づくりを促進します。

SOUP JAR
03

スープに使いやすい！
たんぱく質が多い食材

たんぱく質を効率よくとるために覚えておきたいのが、各食材に含まれる含有量。
この本に登場する食材には、100g中にこれだけの量が含まれています。

※表示は各食材100gあたりのたんぱく質量。

肉

【 **鶏肉** 】 たんぱく質が豊富な鶏肉のなかでも、むね肉、ささみは脂質が少なく良質。もも肉、むね肉とも、同じg数なら皮なしのほうがたんぱく質が多くカロリーは低め。

鶏もも肉
16.6g

鶏むね肉
21.3g

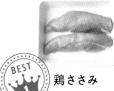
BEST 1
鶏ささみ
23.9g

【 **豚肉** 】 赤身が多く、脂身が少ない部位ほどたんぱく質が豊富。しゃぶしゃぶ用は火が通りやすいのでスープジャー向きです。カロリーを抑えたいときはもも肉を。

豚ロース肉（薄切り）
19.3g

豚ロース肉（しゃぶしゃぶ用）
19.3g

豚もも肉（薄切り）
20.5g

【 **牛肉**※1 】 赤身肉はたんぱく質が豊富。カロリーが高めのバラ肉は、焼き肉などだとつい食べすぎてしまいがちですが、スープジャーなら適量をおいしく食べられます。

牛肩ロース肉（薄切り）
16.2g

牛もも肉（薄切り）
19.5g

牛バラ肉（カルビ）
12.8g

【 **ひき肉** 】 スープのうまみ出しに使いやすいひき肉。中華風や和風スープにおすすめです。
かたまりにならないように、火にかけたら箸でよくほぐすことがポイント。

豚ひき肉
17.7g

鶏ひき肉
17.5g

【 **肉加工品** 】 保存がきいてスープのうまみ出しにもなるので、常備しておくと便利。塩分が多
いので量はあまりとれませんが、そのぶん調味料や他の食材でカバーして。

ベーコン
12.9g

ハム
18.6g

ソーセージ
11.5g

魚介

【 **魚切り身** 】 おすすめは、鮭、めかじき、たらの3種類。とくに鮭は1切れで20g以上のたんぱ
く質がとれる優秀食材。切り身は、あれば骨なしを選ぶと安心です。

BEST
3

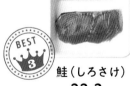

鮭（しろさけ）
22.3g

めかじき
19.2g

たら
17.6g

【 **えび・貝など** 】 低カロリーでたんぱく質が多く、ダイエット向きのシーフード。おすすめは下ご
しらえ不要の冷凍。あさりも冷凍むき身なら、殻をはずす手間もありません。

えび
18.4g

帆立貝柱
16.9g

あさり
6.0g

シーフードミックス
14.1g[※2]

【 **魚缶詰** ※3 】 魚の缶詰にもたんぱく質が豊富に含まれています。おすすめは、さばやツナの水煮缶。缶汁ごと加え、汁に含まれたうまみもいっしょにいただきます。

さば缶（水煮）
16.0g

ツナ缶（水煮）
16.0g

【 **水産加工品** 】 魚のすり身を加工したもので、和風スープのうまみ出しにも役立ちます。塩分が多いものもあるので、種類によっては味をみて調整して。

かに風味かまぼこ
12.1g

さつま揚げ
12.5g

ちくわ
12.2g

卵

たんぱく質の他にも脂質やビタミンなど、多くの栄養素がとれます。
和洋中、さまざまな味のスープに合わせやすく、そのまま使える水煮のうずら卵も便利。

卵
12.2g

うずら卵（水煮）
11.0g

大豆製品

植物性のたんぱく質は動物性に比べて含有量は少なめですが、カロリーの低さが特徴。
なかでも油揚げは肉並みに含有量が多く、積極的に活用したい食材です。

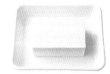

木綿豆腐 **7.0g**
（絹ごし豆腐は5.3g）

厚揚げ
10.7g

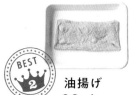

BEST 2

油揚げ
23.4g

豆 ※4

食感がよく、たんぱく質量も多い豆類。冷凍や水煮なら保存がきき、
下ごしらえなしでスープに投入できます。とくにたんぱく質が多い大豆や黒豆、枝豆はねらい目の食材。

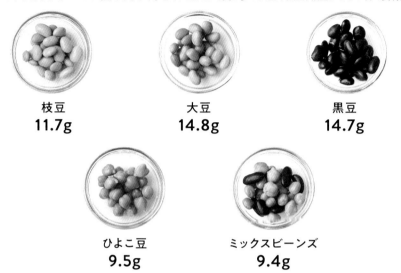

枝豆
11.7g

大豆
14.8g

黒豆
14.7g

ひよこ豆
9.5g

ミックスビーンズ
9.4g

その他

スープの味つけや、うまみ出しに使う食材に含まれるたんぱく質も見逃さないで。
重宝するのはかつお粉。だしを兼ねて、たんぱく質量が簡単に増やせます。

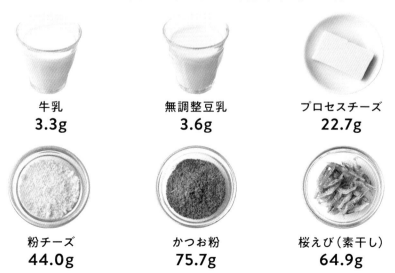

牛乳
3.3g

無調整豆乳
3.6g

プロセスチーズ
22.7g

粉チーズ
44.0g

かつお粉
75.7g

桜えび（素干し）
64.9g

※1　牛肉は乳用肥育牛肉の数値。　※2　あさり、いか、えびの数値の合計。　※3　缶汁を含む。さば缶（水煮）はメーカー参考値。
※4　枝豆以外は「ゆで」の数値。ミックスビーンズは、ひよこ豆、えんどう豆、いんげん豆の数値の合計。

調理の手間もなし！
スープジャーのメリット

スープジャーは保温、保冷にすぐれた持ち運べるコンパクトなフードコンテナ。
ほったらかしで保温調理ができるので、忙しい人や料理が面倒な人におすすめです。

1

手間がかからず
調理時間が早い

材料を切ったら、水、調味料といっしょに軽く
煮るだけ。あとはジャーの保温力で調理するの
で、乾物をもどしたり、長時間煮込む必要はな
し。調理時間が大幅に減らせます。

2

飽きずに
毎日続けられる

スープは和洋中のバリエーションも豊富。同じ
具材を使っても、味つけを変えれば食べ飽きま
せん。もち麦や春雨など炭水化物を加えたり、
ご飯にかけてスープご飯にしても。

3

主食を足せば
1食完成

スープでたんぱく質やビタミンがしっかりと
れるので、パンやおにぎりなど主食を添えれば
バランスのいい1食のでき上がり。スープによっ
てはサラダや果物などを添えても。

\ おにぎり /

\ パン /

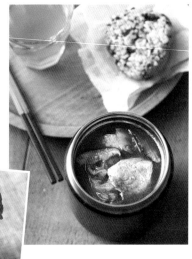

持ち運びに便利なコンパクトな大きさ!

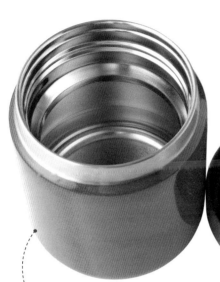

密封性、保温性はバッチリ!

特徴は魔法瓶と同じ真空断熱構造。内側と外側の間の真空の層により、長時間の保温効果が得られます。朝作ったらお昼までアツアツ!

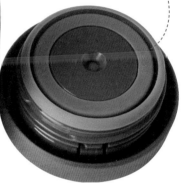

保温調理もOK。作ってから6時間以内に

肉や魚は鍋で火を通し、あとはスープジャーの保温力におまかせ。野菜も乾物ももち麦も、ほったらかしでやわらかく煮えます。作ってから6時間以内を目安に一度に食べきること。

おすすめは300mlサイズ!

スープジャーはおもに300、400、500mlなどのサイズがありますが、ほどよい量で持ち運びやすいのは300ml。スープの場合、サイズを大きくすると塩分のとりすぎにもつながるので気をつけて。

寒い日は保温カバーもおすすめ

専用カバーを使うと、保温力がさらにアップ。外気の影響を受けやすい冬も、食べごろ温度をキープできます。持ち手つきで、持ち歩きにも便利。

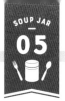
コツを覚えれば簡単！
スープジャーのきほん

スープジャー調理は料理が苦手な人でも失敗せずに作れますが、守りたいポイントがいくつかあります。作る前に読んで、コツを頭に入れてから作ってみましょう。

・簡単においしく作るコツ・

1 / ジャーはかならず温めておく

ジャーが冷たいと生煮えの原因になるので、熱湯を注いで温めておきます。ふたなしで2〜5分おいたら湯を捨てて、手早くスープを入れて。

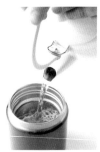

2 / 生ものはしっかり火を通して

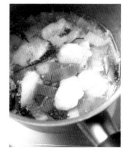

野菜や乾物などは保温調理できますが、生肉や生魚、卵は衛生面を考えて鍋で加熱します。レシピの加熱時間を参考に、中までしっかり火を通すこと。

3 / 香りをキープしたいものは最後に

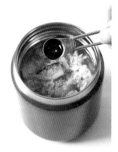

ごま油やラー油、七味唐辛子などは、時間がたつと風味が落ちてきます。基本は最後に加えますが、香菜や三つ葉などの葉ものは別添えにして食べるときに加えてもOK。

4 / スープ向きの冷凍食材を活用

少量使いしやすく、火の通りが早く、下ゆでの手間がかからないなど、多くのメリットがある冷凍食材。シーフードのほか、さやから出した枝豆、むき身のあさり、コーン、ささがきごぼうなどは便利なので常備しても。

調理は小鍋で

大きな鍋で作ると水分が蒸発して、スープの量が減ってしまいます。できるだけ小鍋で作り、大きな鍋しかない場合は必ずふたをして蒸発を防ぎましょう。

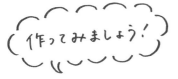
作ってみましょう！

P.25の「ささみと根菜の塩麹スープ」の場合

1 ジャーを温める
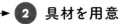

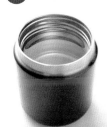

熱湯をジャーの**9分め**くらいまで入れて、ふたをせずに2～5分おく。

湯をたっぷり入れて、ジャー全体をしっかり温めて。温めている間に調理すれば時短に。

2 具材を用意

肉、野菜などの具材を**レシピのとおりに切る。**

野菜の厚さや大きさなどは、保温中に中まで火が通るように考えてあるので、きちんと守って。

3 小鍋に入れて火にかける
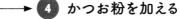

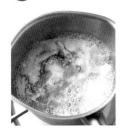

指定の材料を小鍋に入れて火にかける。沸騰したらアクを除き、肉に**火が通るまで煮る。**

生ものにはしっかり火を通しておく。

4 かつお粉を加える

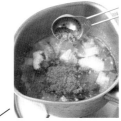

かつお粉は溶けないので、最後に入れてざっとひと混ぜするだけでOK。香りもとばずにキープできる。

5 ジャーに入れる

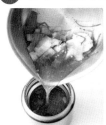

火を止めたら、スープジャーの湯を捨ててす**ぐにスープを移す。**

アツアツのまま入れるのがコツ。やけどに注意して。入れすぎるとあふれたりもれたりすることがあるので、規定の量を守ること。

6 ふたをしめる

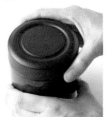

スープを入れたら、時間をおかずにすぐにふたをしめる。

この本のレシピについて

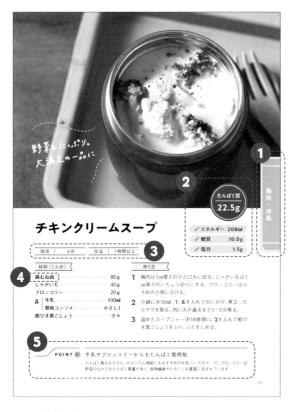

野菜もたっぷり、
大満足の一品に

たんぱく質
22.5g

鶏肉・洋風

チキンクリームスープ

調理	6分	保温	1時間以上

✓ エネルギー 208kcal
✓ 糖質 10.0g
✓ 塩分 1.5g

材料(1人分)

鶏むね肉	80g
じゃがいも	40g
ブロッコリー	20g
A 牛乳	100ml
顆粒コンソメ	小さじ1
粗びき黒こしょう	少々

作り方

1 鶏肉は1cm厚さのひと口大に切る。じゃがいもは1cm厚さのいちょう切りにする。ブロッコリーは小さめの小房に分ける。

2 小鍋に水50mℓ、1、Aを入れて火にかけ、煮立ったらアクを取る。肉に火が通るまで1〜2分煮る。

3 温めたスープジャー(P.18参照)に2を入れて粗びき黒こしょうをふり、ふたをしめる。

POINT ▶ 牛乳やブロッコリーからもたんぱく質摂取
たんぱく質はもちろん、カルシウム補給にもおすすめの牛乳ベースのスープ。ブロッコリーは野菜のなかでもたんぱく質量が多く、食物繊維やビタミンも豊富に含まれています。

---

① 食材と味のインデックス

パッとひと目でわかるように、メインで使っている食材と味のテイストをインデックスで表示。スープ選びのヒントに。

② 栄養量をわかりやすく表示

このスープジャー1食でとれる、たんぱく質、エネルギー、糖質、塩分を表示しています。ダイエットのときにも役立ちます。

たんぱく質
22.5g

✓ エネルギー 208kcal
✓ 糖質 10.0g
✓ 塩分 1.5g

③ 調理と保温時間の目安

調理時間は、材料を切って加熱し、スープジャーに入れるまでの時間の目安。湯を沸かす時間や洗ったり、皮をむいたりする下ごしらえの時間は含まれません。
保温時間は、スープジャーに入れてから食べごろになるまでの時間。食材がやわらかくなるタイミングを考えて算出しているので、守ってください。

④ メインのたんぱく質食材

このスープで使うメインのたんぱく質食材は、黄色のアンダーラインでマーク。

⑤ POINT

栄養のポイントや食材、味替えのアドバイスなどの情報が詰まっています。

決まりごとと注意点

● 計量の単位は小さじ1=5mℓ、大さじ1=15mℓです。
● 材料はすべて1人分です。
● スープジャーはすべて300mℓサイズを使用しています。製品によって扱い方が違いますので、説明書をよく読んでお使いください。
● レシピページの料理写真は、中身を見やすくするために実際の量より多めに盛りつけています。分量通りに作って、写真より量が少なくても問題ありません。

また、具材の大きさや調理器具により、でき上がり量がスープジャーの規定量を超える場合は、ジャーの説明書どおりの分量を守ってください。
● 作ってから6時間以内に食べきるようにしてください。
● 記載の栄養価は日本食品標準成分表2021年版(八訂)をもとに、記載されている分量で計算しています。一部2020年以前の調査データについては、調査時の算出方法に基づいています。

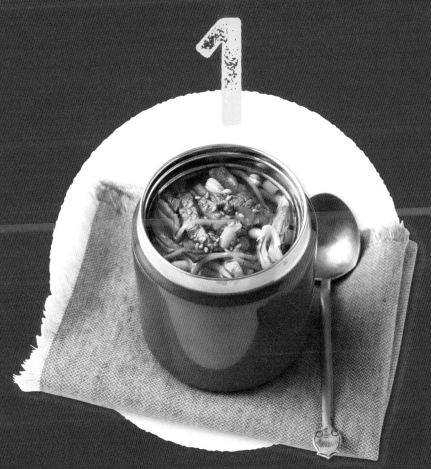

PART
1

肉のスープ

たんぱく質が効率よく摂取でき、食べごたえもある肉のスープ。
さっぱり食べるなら鶏肉、スタミナをつけたいなら豚肉や牛肉、
うまみの多いひき肉や加工肉など、好みに合わせて使い分けて。

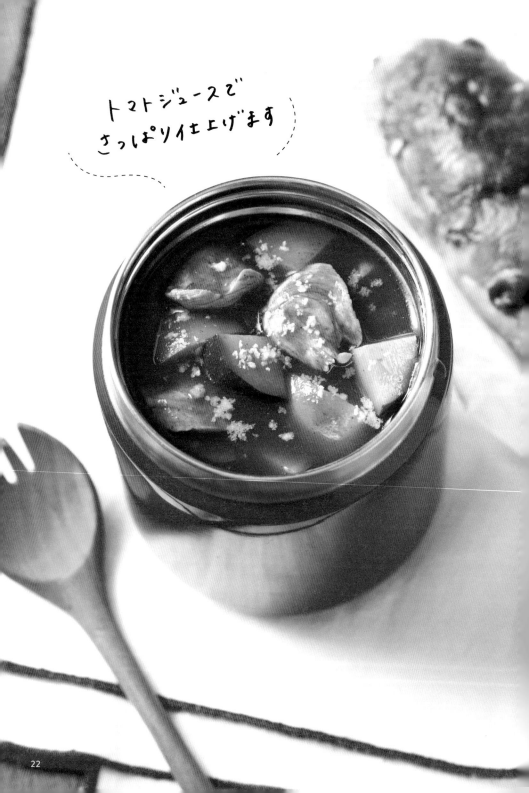

トマトジュースで
さっぱり仕上げます

ささみの
イタリアンスープ

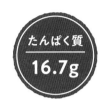

たんぱく質
16.7g

調理	6分
保温	1時間以上

✓ エネルギー　104kcal
✓ 糖質　　　　　6.3g
✓ 塩分　　　　　1.4g

材料（1人分）

鶏ささみ	1本（60g）
ズッキーニ	3cm
黄パプリカ	1/8個
A トマトジュース（無塩）	100mℓ
にんにく（みじん切り）	1/4片
顆粒コンソメ	小さじ1
粉チーズ	小さじ1

作り方

1 鶏肉は筋を取り、1cm厚さのそぎ切りにする。ズッキーニは1cm厚さのいちょう切りにし、パプリカはへたと種を取り、2cm角に切る。

2 小鍋に水80mℓ、**1**、**A**を入れて火にかけ、煮立ったらアクを取る。肉に火が通るまで1〜2分煮る。

3 温めたスープジャー（P.18参照）に**2**を入れて粉チーズをふり、ふたをしめる。

鶏肉・洋風

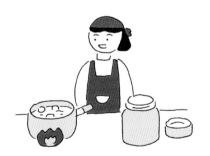

POINT ▶ ささみの良質なたんぱく質を洋風スープで摂取

脂質が少なくたんぱく質が多いささみはダイエットにも向く食材。粉チーズもたんぱく源なので、好みで増やしてもOK。抗酸化成分のリコピンがとれるトマトジュースは、無塩を選んで塩分を控えめに。

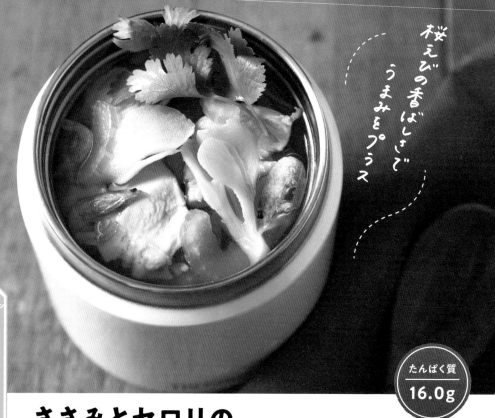

桜えびの香ばしさでうまみをプラス

たんぱく質
16.0g

ささみとセロリの
エスニックスープ

✓ エネルギー	73kcal
✓ 糖質	1.2g
✓ 塩分	1.5g

| 調理 | 6分 | 保温 | 1時間以上 |

材料(1人分)

鶏ささみ	1本(60g)
セロリ	¼本
まいたけ	20g
香菜	3本
A 乾燥桜えび	大さじ½
顆粒鶏ガラスープの素・ナンプラー	各小さじ½

作り方

1 鶏肉は筋を取り、1cm厚さのそぎ切りにする。セロリは小口切りにし、まいたけは小房に分ける。香菜は3cm長さに切る。

2 小鍋に水180mℓ、鶏肉、セロリ、まいたけ、**A**を入れて火にかけ、煮立ったらアクを取る。肉に火が通るまで1〜2分煮る。

3 温めたスープジャー(P.18参照)に**2**を入れて香菜をのせ、ふたをしめる。

POINT ▶ 桜えびやセロリなど香り豊かな食材でおいしさアップ

たんぱく質の他、カルシウムも多く含まれている桜えび。手軽に使えて、さわやかな香りのセロリとの相性もバツグンです。まいたけは他のきのこに替えても。

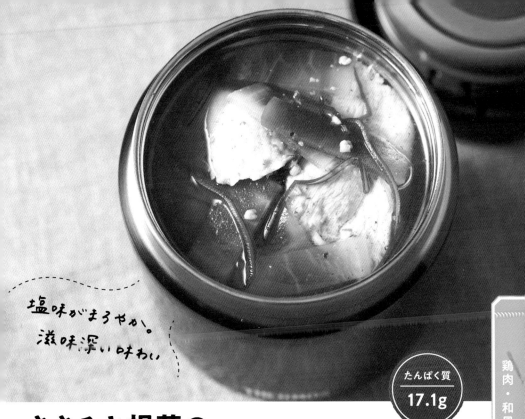

塩味がまろやか。
滋味深い味わい

たんぱく質
17.1g

ささみと根菜の塩麹スープ

✓ エネルギー	94 kcal
✓ 糖質	5.0g
✓ 塩分	0.9g

| 調理 | 6分 | 保温 | 1時間以上 |

材料（1人分）

鶏ささみ	1本（60g）
大根	1cm
にんじん	1cm（10g）
A 乾燥刻み昆布	1g
塩麹	大さじ½
かつお粉	大さじ½

作り方

1 鶏肉は筋を取り、1cm厚さのそぎ切りにする。大根とにんじんは短冊切りにする。

2 小鍋に水180㎖、**1**、**A** を入れて火にかけ、煮立ったらアクを取る。肉に火が通るまで1〜2分煮る。かつお粉を加えてひと混ぜする。

3 温めたスープジャー（P.18参照）に **2** を入れ、ふたをしめる。

POINT ▶ 刻み昆布は乾燥したまま入れて、風味づけに活用

鶏肉はもも、むねなど他の部位でもOK。皮を取るとさらにカロリーが低くなります。大根、にんじんはなるべく大きさをそろえて切ることで、火の通りが均一に。

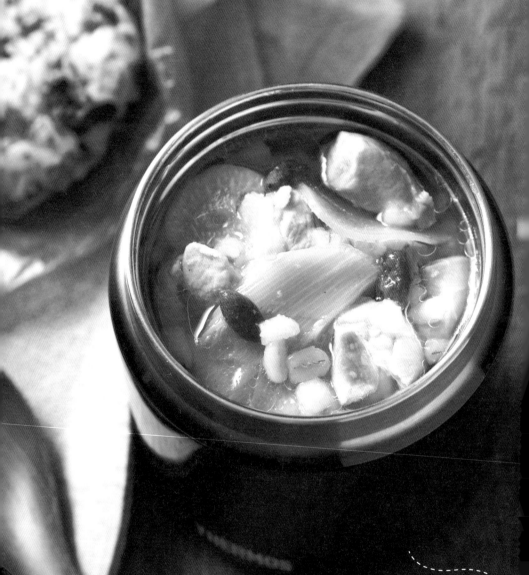

もち麦入りで
とろりとした食感が
おいしい

鶏ともち麦の
サムゲタン風

調理	7分
保温	2時間以上

たんぱく質
18.3g

✓ エネルギー　237kcal

✓ 糖質　8.5g

✓ 塩分　1.6g

材料（1人分）

鶏もも肉	……………	100g
長ねぎ	…………………	¼本
A	しょうが（薄切り） …………	⅓かけ
	にんにく（薄切り） …………	½片
	もち麦 …………………	小さじ2
	顆粒鶏ガラスープの素 …	小さじ1
	クコの実（あれば） ………	少々

作り方

1 鶏肉は2cm角に切る。長ねぎは斜め切りにする。

2 小鍋に水180㎖、**1**、**A**を入れて火にかけ、煮立ったらアクを取る。肉に火が通るまで2〜3分煮る。

3 温めたスープジャー（P.18参照）に**2**を入れ、ふたをしめる。

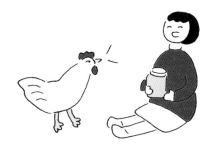

POINT ▶ 韓国の薬膳スープを、もも肉ともち麦で手軽に

しょうがとにんにくが効いた、雑炊風の鶏だしスープ。プチプチとした食感が楽しいもち麦は、水溶性の食物繊維が豊富。独特のとろみ感が出るので、口当たりよくさらりと食べられます。

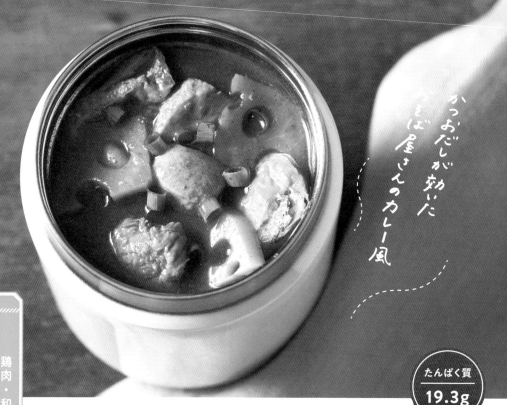

かつおだしが効いた
そば屋さんのカレー風

たんぱく質
19.3g

鶏肉・和風

和風チキンカレースープ

✓ エネルギー	235kcal
✓ 糖質	5.8g
✓ 塩分	1.5g

| 調理 | 7分 | 保温 | 1時間以上 |

材料（1人分）

鶏もも肉	80g
油揚げ	½枚
れんこん	1cm（25g）
A カレー粉	小さじ1
しょうゆ	大さじ½
片栗粉	小さじ½
かつお粉	大さじ½
万能ねぎ（小口切り）	少々

作り方

1 鶏肉は2cm角に切る。油揚げは1cm幅に切り、れんこんは薄いいちょう切りにする。

2 小鍋に水180mℓ、**1**、**A**を入れて混ぜながら火にかける。煮立ったらアクを取り、肉に火が通るまで2～3分煮る。かつお粉を加えてひと混ぜする。

3 温めたスープジャー（P.18参照）に**2**を入れ、好みで万能ねぎを散らし、ふたをしめる。

POINT ▶ ご飯やうどんに添えてスープカレー風に

油揚げは木綿豆腐よりたんぱく質量が多く、スープのコク出しにもなります。油が気になる人は、熱湯をかけて油抜きしてから入れるとカロリーダウンに。

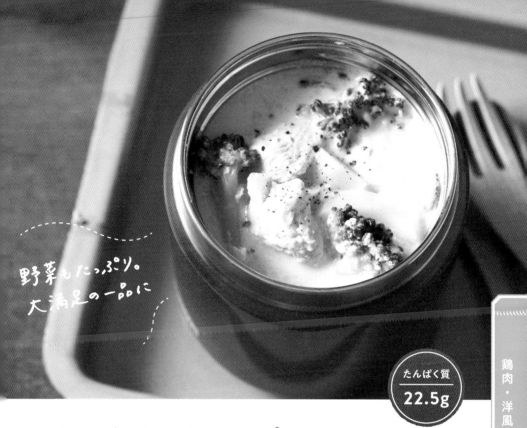

野菜もたっぷり。
大満足の一品に

たんぱく質
22.5g

チキンクリームスープ

✓ エネルギー　208 kcal
✓ 糖質　　　　10.0g
✓ 塩分　　　　1.5g

| 調理 | 6分 | 保温 | 1時間以上 |

材料（1人分）

鶏むね肉 ………………………… 80 g
じゃがいも ………………………… 40 g
ブロッコリー ……………………… 20 g
A 　牛乳 ………………………… 100㎖
　　 顆粒コンソメ ……………… 小さじ1
粗びき黒こしょう ………………… 少々

作り方

1 鶏肉は1cm厚さのひと口大に切る。じゃがいもは1cm厚さのいちょう切りにする。ブロッコリーは小さめの小房に分ける。

2 小鍋に水50㎖、**1**、**A**を入れて火にかけ、煮立ったらアクを取る。肉に火が通るまで1〜2分煮る。

3 温めたスープジャー（P.18参照）に**2**を入れて粗びき黒こしょうをふり、ふたをしめる。

POINT ▶ 牛乳やブロッコリーからもたんぱく質摂取

たんぱく質はもちろん、カルシウム補給にもおすすめの牛乳ベースのスープ。ブロッコリーは野菜のなかでもたんぱく質量が多く、食物繊維やビタミンも豊富に含まれています。

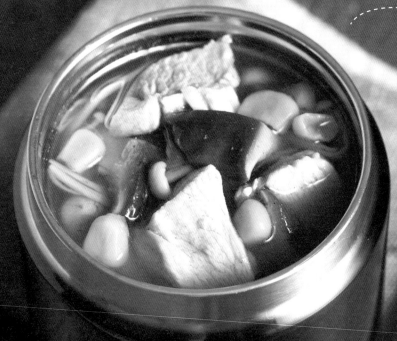

コチュジャンの
うまみのある辛さが
しみる

鶏ときのこの
ピリ辛スープ

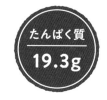

たんぱく質
19.3g

調理	6分
保温	1時間以上

✓ エネルギー　147㎉
✓ 糖質　5.7g
✓ 塩分　1.4g

材料（1人分）

鶏むね肉	………………………	80g
エリンギ	………………………	20g
えのきだけ	………………………	20g
A	コーン	大さじ1
	顆粒鶏ガラスープの素	
	……………………	小さじ½
	みそ	……………… 小さじ½
	コチュジャン …………	小さじ½
	こしょう ………………………	少々

作り方

1 鶏肉は1㎝厚さのひと口大に切る。エリンギは短冊切りにする。えのきだけは根元を切り落し、半分の長さに切る。

2 小鍋に水150㎖、**1**、**A**を入れて火にかけ、煮立ったらアクを取る。肉に火が通るまで1〜2分煮る。

3 温めたスープジャー（P.18参照）に**2**を入れ、ふたをしめる。

POINT ▶ コーンのつぶつぶと甘みが味と食感のアクセント

食物繊維の多いコーンときのこを加えることで、かみごたえ、食べごたえがアップ。きのこは他の種類に替えてもOKです。コクのある辛みそスープは、スープかけご飯にしてもおいしい。

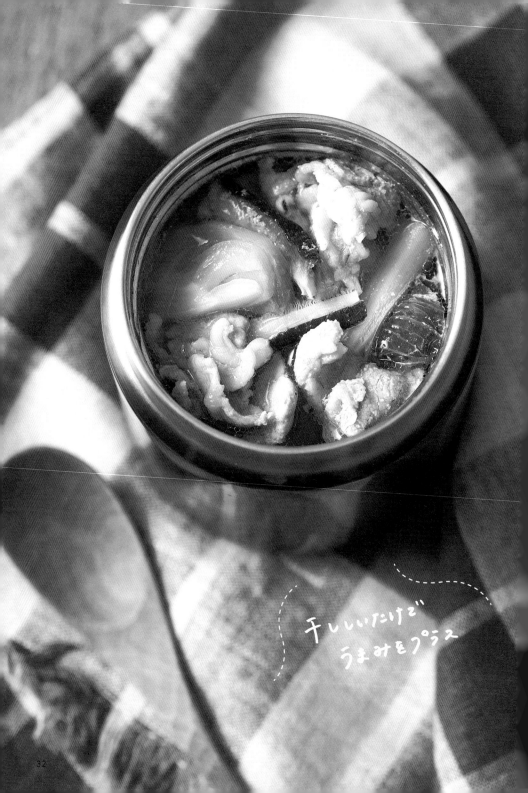

干ししいたけで
うまみをプラス

豚肉とチンゲン菜の中華スープ

たんぱく質
14.7g

調理	6分
保温	1時間以上

✓ エネルギー　198kcal
✓ 糖質　　　　　1.8g
✓ 塩分　　　　　1.5g

材料（1人分）

豚ロース肉（薄切り）	70g
チンゲン菜	½株
A 干ししいたけ（薄切り）	5枚
顆粒鶏ガラスープの素	小さじ⅔
しょうゆ	小さじ½
こしょう	少々
ごま油	小さじ¼

作り方

1 豚肉はひと口大に切る。チンゲン菜は葉と軸を3cm長さに切り、芯の部分は4等分に切る。

2 小鍋に水180ml、**1**、**A** を入れて火にかけ、肉をほぐしながら煮る。煮立ったらアクを取り、肉に火が通るまで1〜2分ほど煮る。

3 温めたスープジャー（P.18参照）に **2** を入れ、ごま油を加えてふたをしめる。

豚肉・中華風

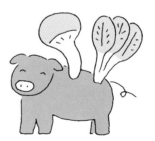

POINT ▶ 豚肉は好みのものに替えても

豚肉はこま切れやもも、しゃぶしゃぶ用などでもOK。チンゲン菜がなければ小松菜でも。干ししいたけは、食べやすさを考えて薄切りタイプがおすすめ。もどさずに入れても、保温中にやわらかくなります。

ちょっぴり
にんにくを効かせて
本格味に

みそラーメン風スープ

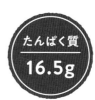

たんぱく質
16.5g

調理	6分
保温	1時間以上

✓ エネルギー　　　216kcal

✓ 糖質　　　　　　2.8g

✓ 塩分　　　　　　1.7g

材料（1人分）

豚ロース肉（しゃぶしゃぶ用）… 70g
さやいんげん ……………………… 2本
A｜豆もやし …………………… 30g
　｜みそ ………………… 大さじ½
　｜顆粒鶏ガラスープの素
　｜ …………………… 小さじ⅓
　｜にんにく（すりおろし）…… ⅓片
　｜こしょう ……………………… 少々
B｜ごま油 ………………… 小さじ⅛
　｜白いりごま …………… 小さじ½

作り方

1 さやいんげんは4cm長さに切る。

2 小鍋に水180㎖、豚肉、**1**、**A** を入れて火にかけ、肉をほぐしながら煮る。煮立ったらアクを取り、肉に火が通るまで1〜2分煮る。

3 温めたスープジャー（P.18参照）に **2** を入れて **B** を加え、ふたをしめる。

POINT ▶ **肉と野菜がたっぷり。麺がなくても大満足**

火が通りやすいしゃぶしゃぶ肉、シャキシャキ食感が残る豆もやしは、スープジャー向きの食材。好みでラー油や赤唐辛子を加えたり、スタミナアップならにんにくを増量しても。

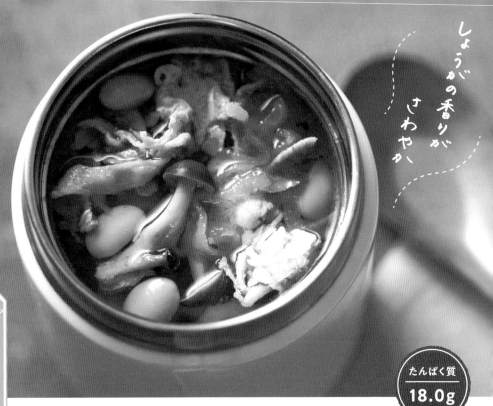

しょうがの香りがさわやか

豚肉と切干大根の
しょうがスープ

たんぱく質
18.0g

✓ エネルギー	212kcal
✓ 糖質	2.4g
✓ 塩分	1.6g

| 調理 | 6分 | 保温 | 1時間以上 |

材料（1人分）

豚ロース肉（しゃぶしゃぶ用）	70g
切干大根	3g
しめじ	20g
A むき枝豆（冷凍）	10g
しょうが（せん切り）	⅓かけ
塩	小さじ¼
かつお粉	大さじ½

作り方

1 しめじは石づきを取り、小房に分ける。切干大根は適当な長さに切る。

2 小鍋に水180ml、豚肉、**1**、**A**を入れて火にかけ、肉をほぐしながら煮る。煮立ったらアクを取り、肉に火が通るまで1〜2分煮る。かつお粉を加えてひと混ぜする。

3 温めたスープジャー（P.18参照）に**2**を入れ、ふたをしめる。

POINT ▶ 枝豆で植物性たんぱく質もプラス

味つけは塩とかつお粉としょうがだけ。あっさりした味わいなので、飽きずに食べられます。冷凍むき枝豆はさやから出したり解凍する手間がなく、すぐ使えるのでおすすめ。

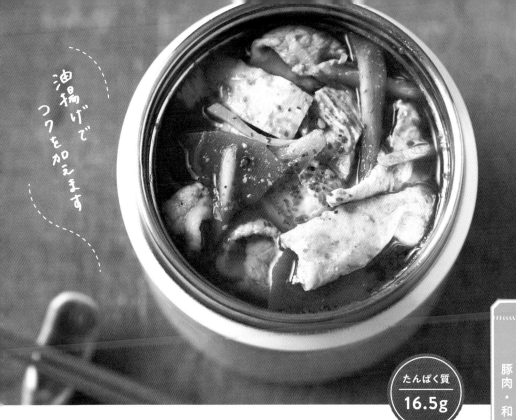

油揚げでコクを加えます

たんぱく質
16.5g

豚汁

✓ エネルギー　166kcal
✓ 糖質　4.4g
✓ 塩分　1.3g

| 調理 | 6分 | 保温 | 1時間以上 |

材料（1人分）

豚もも肉（薄切り）……………………… 50g
油揚げ ……………………………………… ½枚
にんじん …………………………… 1cm（10g）
A ┌ しょうが（せん切り）………… ⅓かけ
　　├ ささがきごぼう（冷凍または水煮）
　　│　　　　　　　　　　　　　　　… 20g
　　└ みそ ……………………………… 大さじ½
かつお粉 …………………………………… 大さじ½
七味唐辛子 ………………………………… 少々

作り方

1 豚肉は2cm幅に切り、油揚げは短冊切りにする。にんじんは薄いいちょう切りにする。

2 小鍋に水180mℓ、**1**、**A**を入れて火にかけ、肉をほぐしながら煮る。煮立ったらアクを取り、肉に火が通るまで1〜2分煮る。かつお粉を加えてひと混ぜする。

3 温めたスープジャー（P.18参照）に**2**を入れ、好みで七味唐辛子をふってふたをしめる。

POINT ▶ 肉を炒めないヘルシー豚汁

水から具材を煮ると肉のだしが出て、かたくなりにくくなる効果も。ごぼうは生でもよいですが、ささがきになった冷凍や水煮を使うと切る手間が省けて便利です。

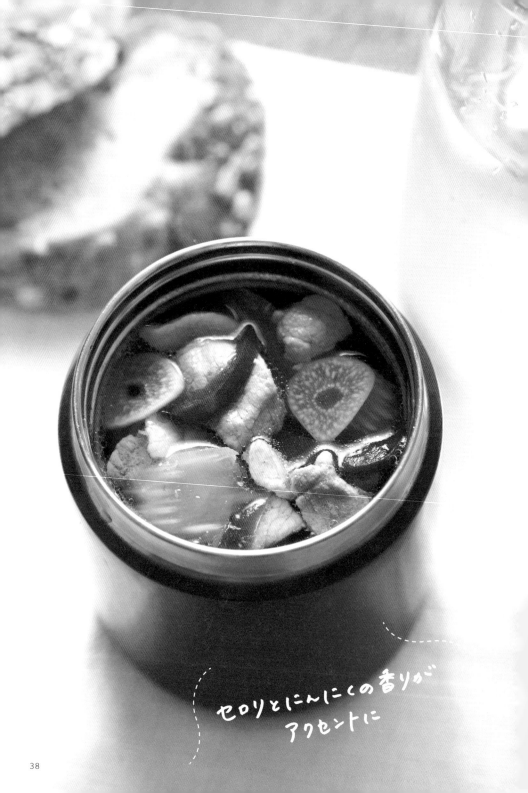

セロリとにんにくの香りが
アクセントに

豚肉の
ガーリックスープ

たんぱく質
15.3g

調理	6分
保温	1時間以上

✓ エネルギー　142kcal
✓ 糖質　　　　4.1g
✓ 塩分　　　　1.6g

材料（1人分）

豚もも肉（薄切り）	70g
セロリ	¼本
赤パプリカ	⅙個
A にんにく（薄切り）	1片
顆粒コンソメ	小さじ1
薄口しょうゆ	小さじ¼

作り方

1 豚肉はひと口大に切る。セロリは斜め薄切りにする。パプリカはへたと種を取り、細切りにする。

2 小鍋に水180㎖、**1**、**A** を入れて火にかけ、肉をほぐしながら煮る。煮立ったらアクを取り、肉に火が通るまで1〜2分煮る。

3 温めたスープジャー（P.18参照）に **2** を入れ、ふたをしめる。

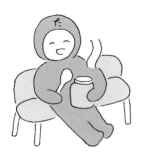

POINT ▶ スタミナをつけたいときの栄養補給スープ

豚肉のビタミンB₁とにんにくのアリシンは、同時にとることで疲労回復効果が高まります。赤パプリカはβ-カロテンやビタミンCが豊富。スープにすることで水溶性ビタミンもムダなく摂取できます。

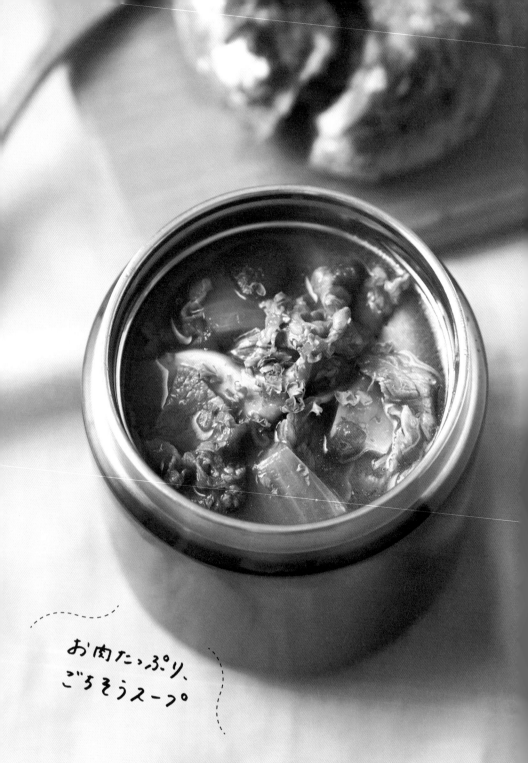

お肉たっぷり、
ごちそうスープ

牛肉の
トマトシチュー風

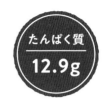

たんぱく質
12.9g

調理	6分
保温	1時間以上

✓ エネルギー　　246kcal

✓ 糖質　　　　　7.3g

✓ 塩分　　　　　1.5g

材料（1人分）

牛肩ロース肉（薄切り）	70g
エリンギ	20g
玉ねぎ	⅛個
A カットトマト（水煮）	30g
トマトケチャップ	小さじ1
顆粒コンソメ	小さじ½
しょうゆ	小さじ½
片栗粉	小さじ½
ウスターソース	小さじ¼
パセリ（みじん切り）	少々

作り方

1 牛肉はひと口大に切る。エリンギはひと口大の薄切りにする。玉ねぎは2cm角に切る。

2 小鍋に水150ml、**1**、**A** を入れて火にかけ、肉をほぐしながら煮る。煮立ったらアクを取り、肉に火が通るまで1〜2分煮る。

3 温めたスープジャー（P.18参照）に **2** を入れ、好みでパセリをふってふたをしめる。

POINT ▶ コクのあるスープでリッチな食べごたえ

家にある調味料だけで、コクのあるシチュー風のスープに。肩ロース肉は肉質がやわらかく、食べやすいのがメリット。たんぱく質量を上げるならもも肉に替えても。

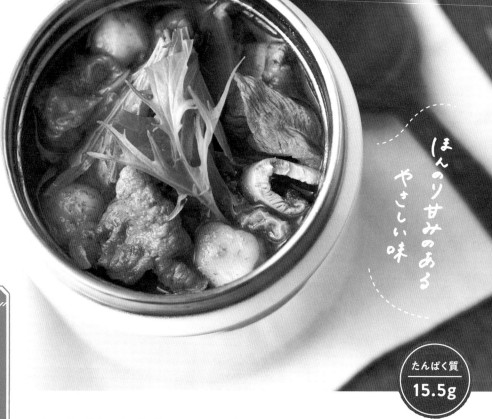

ほんのり甘みのあるやさしい味

牛肉・和風

たんぱく質
15.5g

すき焼き風スープ

✓ エネルギー　250kcal

✓ 糖質　　　　5.4g

✓ 塩分　　　　1.4g

調理	6分	保温	1時間以上

材料（1人分）

牛肩ロース肉（薄切り）	70g
白菜	¼枚（30g）
水菜	10g
A 麩（小）	1g
干ししいたけ（薄切り）	5枚
しょうゆ	大さじ½
砂糖	小さじ1
かつお粉	大さじ½

作り方

1　牛肉はひと口大に切る。白菜はひと口大に切り、水菜は4cm長さに切る。

2　小鍋に水180mℓ、**1**、**A** を入れて火にかけ、肉をほぐしながら煮る。煮立ったらアクを取り、肉に火が通るまで1〜2分煮る。かつお粉を加えてひと混ぜする。

3　温めたスープジャー（P.18参照）に **2** を入れ、ふたをしめる。

POINT ▶　おなじみのすき焼きの具材をスープに入れて

牛肉、野菜、麩をたっぷり入れた具だくさんスープ。小麦たんぱくを含む麩は、肉とともにたんぱく源になります。大きいと汁を吸いすぎてしまうので、小さめのものを使って。

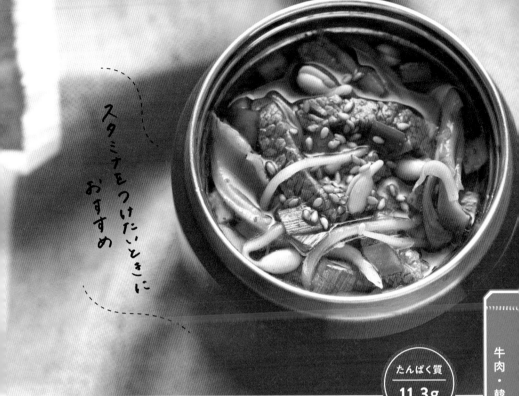

スタミナをつけたいときにおすすめ

たんぱく質
11.3g

ユッケジャンスープ

✓ エネルギー　313kcal
✓ 糖質　4.7g
✓ 塩分　1.5g

調理	6分	保温	1時間以上

材料（1人分）

牛バラ肉（カルビ） ……………………………… 70g
まいたけ ……………………………………………… 20g
にら …………………………………………………… 10g
A 豆もやし …………………………………… 20g
　　 にんにく（すりおろし） …………………… 1/3片
　　 コチュジャン …………………………… 小さじ1
　　 顆粒鶏ガラスープの素 ……… 小さじ1/2
　　 しょうゆ ………………………………… 小さじ1/4
　　 一味唐辛子 ……………………………………… 少々
B ごま油・白いりごま ………… 各小さじ1/4

作り方

1 牛肉は1cm幅に切る。まいたけは小房に分ける。にらは1cm長さに切る。

2 小鍋に水150㎖、**1**、**A** を入れて火にかけ、肉をほぐしながら煮る。煮立ったらアクを取り、肉に火が通るまで1〜2分煮る。

3 温めたスープジャー（P.18参照）に **2** を入れ、**B** を加えてふたをしめる。

POINT ▶ 空腹のときにも大満足のスタミナスープ

カルビや豆もやしで満足感のある食べごたえ。豆もやしは、野菜のなかでもたんぱく質が多く、おすすめの食材。カロリーを落としたい場合は肉を他の部位に替えても。

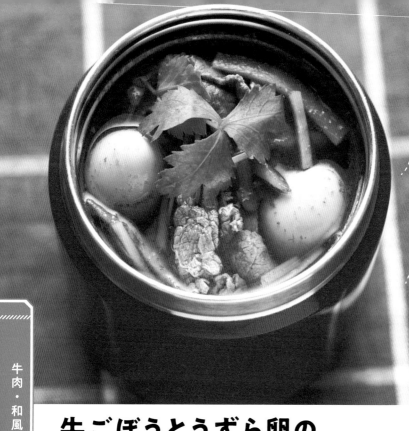

牛肉・和風

牛ごぼうとうずら卵の
スープ

| 調理 | 6分 | 保温 | 1時間以上 |

たんぱく質
20.4g

✓ エネルギー　220kcal

✓ 糖質　　　　4.2g

✓ 塩分　　　　1.7g

材料（1人分）

牛もも肉（薄切り）・・・・・・・・・・・・・・・・・・・	70g
うずら卵（水煮）・・・・・・・・・・・・・・・・・・・・	3個
三つ葉 ・・・・・・・・・・・・・・・・・・・・・・・・・・・	3本
A ささがきごぼう（冷凍または水煮）	
・・・・・・・・・・・・・・・・・・・・・・・	30g
しょうが（せん切り）・・・・・・	1/3かけ
薄口しょうゆ ・・・・・・・・・・・	大さじ1/2
かつお粉 ・・・・・・・・・・・・・・・・・・・	大さじ1/2

作り方

1 牛肉はひと口大に切る。三つ葉は3cm長さに切る。

2 小鍋に水150mℓ、牛肉、うずら卵、**A**を入れて火にかけ、肉をほぐしながら煮る。煮立ったらアクを取り、肉に火が通るまで1〜2分煮る。かつお粉を加えてひと混ぜする。

3 温めたスープジャー（P.18参照）に**2**を入れて三つ葉をのせ、ふたをしめる。

POINT ▶ うずら卵でたんぱく質量を手軽にアップ

牛肉とうずら卵、2つの食材からたんぱく質がしっかりとれるスープ。ごぼうで食べごたえもあります。好みで食べるときに粉山椒、七味唐辛子などをふっても。

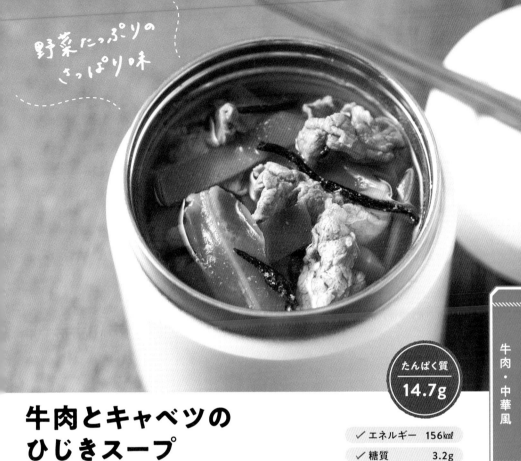

野菜たっぷりの
さっぱり味

たんぱく質
14.7g

牛肉とキャベツの
ひじきスープ

| 調理 | 6分 | 保温 | 1時間以上 |

✓ エネルギー　156kcal

✓ 糖質　　　　3.2g

✓ 塩分　　　　1.6g

材料（1人分）

牛もも肉（薄切り） ………………………… 70g
キャベツ ……………………………… 小1枚（50g）
にんじん ……………………………… 1cm（10g）
A｜乾燥芽ひじき ……………………… 小さじ½
　｜顆粒鶏ガラスープの素 … 小さじ½
　｜塩 ……………………………………… 小さじ⅛
　｜こしょう ………………………………… 少々

作り方

1 牛肉はひと口大に切る。キャベツは小さめのひと口大に手でちぎる。にんじんは短冊切りにする。

2 小鍋に水180ml、**1**、**A** を入れて火にかけ、肉をほぐしながら煮る。煮立ったらアクを取り、肉に火が通るまで1〜2分煮る。

3 温めたスープジャー（P.18参照）に **2** を入れ、ふたをしめる。

POINT ▶ お腹にたまるローカロリースープ

もも肉は牛肉のなかでいちばんたんぱく質が豊富。脂身が少ないのでカロリーも低く、ダイエット中にも向くスープです。ひじきは乾燥したまま入れてミネラルもプラスして。

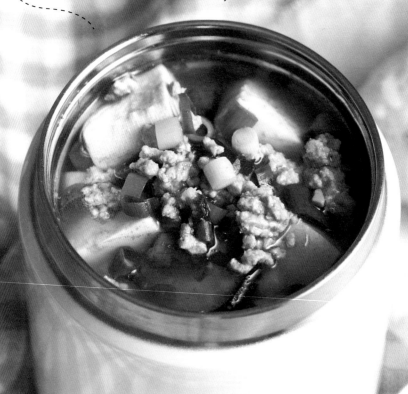

ちょっとピリ辛。
ご飯に合います

麻婆スープ

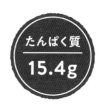

たんぱく質 15.4g

調理	6分
保温	1時間以上

✓エネルギー 183kcal
✓糖質 3.5g
✓塩分 1.5g

ひき肉・中華風

材料（1人分）

豚ひき肉……50g
木綿豆腐……¼丁（75g）
万能ねぎ……2本
A
しょうが（みじん切り）……⅓かけ
干ししいたけ（薄切り）……5枚
片栗粉……小さじ½
みそ……小さじ½
顆粒鶏ガラスープの素……小さじ½
豆板醤……小さじ¼

作り方

1 豆腐は2cm角に切る。万能ねぎは小口切りにする。
2 小鍋に水150mℓ、ひき肉、**1**、**A**を入れて火にかけ、肉をほぐしながら煮る。煮立ったらアクを取り、肉に火が通るまで1〜2分煮る。
3 温めたスープジャー（P.18参照）に**2**を入れ、ふたをしめる。

POINT ▶ 食欲をそそる麻婆豆腐をスープ仕立てに

豆腐のたんぱく質は絹より木綿のほうが多いので、木綿豆腐がおすすめ。みその代わりに甜麺醤を使ったり、粉山椒をかけるとさらに本格的な味わいに。白いご飯にかけてもおいしい。

豚肉のうまみで
コクがアップ！

そぼろトマトスープ

たんぱく質
10.7g

調理	6分
保温	1時間以上

✓ エネルギー　143kcal

✓ 糖質　　　　5.6g

✓ 塩分　　　　1.4g

材料（1人分）

豚ひき肉	50g
トマト	½個（80g）
玉ねぎ	⅒個
顆粒コンソメ	小さじ1
粉チーズ	小さじ1

作り方

1 トマトはへたを取り、ざく切りにする。玉ねぎは薄切りにする。

2 小鍋に水150㎖、ひき肉、**1**、コンソメを入れて火にかけ、肉をほぐしながら煮る。煮立ったらアクを取り、肉に火が通るまで1〜2分煮る。

3 温めたスープジャー（P.18参照）に**2**を入れて粉チーズを加え、ふたをしめる。

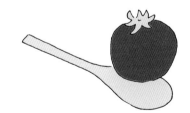

POINT ▶ 粉チーズでたんぱく質量を増やします

ポイントは粉チーズ。コクや風味を出しながら、たんぱく質量もアップします。食べるときに好みで追いチーズをかけると、さらに香りがよくなります。トマトはミニトマトを使っても。

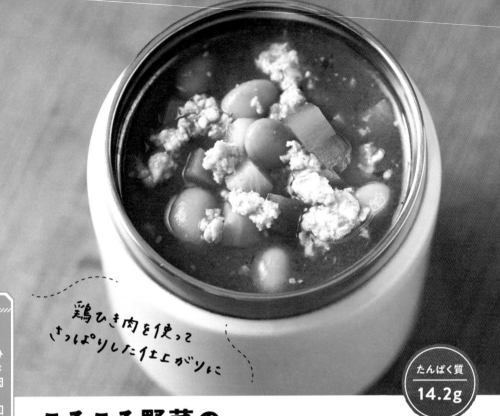

鶏ひき肉を使って
さっぱりした仕上がりに

たんぱく質
14.2g

ころころ野菜の
塩麹スープ

✓ エネルギー	153kcal
✓ 糖質	6.3g
✓ 塩分	0.8g

| 調理 | 6分 | 保温 | 1時間以上 |

材料(1人分)

鶏ひき肉	50g
かぶ	½個
にんじん	2cm(20g)
A むき枝豆(冷凍)	20g
しょうが(みじん切り)	⅕かけ
塩麹	大さじ½
かつお粉	大さじ½

作り方

1 かぶとにんじんは1cm角に切る。

2 小鍋に水150ml、ひき肉、**1**、**A**を入れて火にかけ、肉をほぐしながら煮る。煮立ったらアクを取り、肉に火が通るまで1〜2分煮る。かつお粉を加えてひと混ぜする。

3 温めたスープジャー(P.18参照)に**2**を入れ、ふたをしめる。

POINT ▶ 麹の甘みで奥行きのある味わいに

ひき肉は、コクやうまみを求めるなら鶏もも、さっぱり食べるならむね肉がおすすめ。塩麹は種類によって塩加減が異なるので、味をみて調整して。

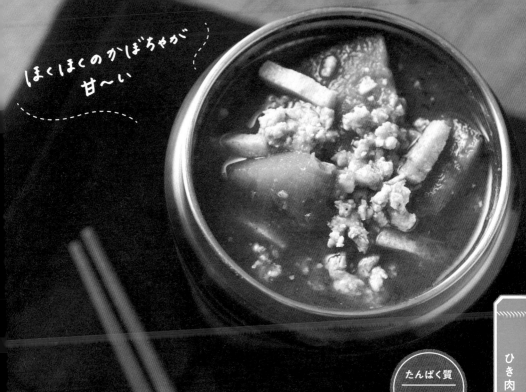

ほくほくのかぼちゃが
甘～い

たんぱく質
14.0g

鶏そぼろとかぼちゃの
みそ汁

✓ エネルギー　171kcal

✓ 糖質　　　　13.5g

✓ 塩分　　　　1.3g

調理	6分	保温	1時間以上

材料（1人分）

鶏ひき肉 ………………………………… 50g

かぼちゃ ………………………………… 70g

A 　高野豆腐（細切り） ………………… 1g

　　 みそ …………………………… 大さじ½

かつお粉 …………………………… 大さじ½

作り方

1 かぼちゃは種とわたを取り、1cm厚さのひと口大に切る。

2 小鍋に水150mℓ、ひき肉、**1**、**A**を入れて火にかけ、肉をほぐしながら煮る。煮立ったらアクを取り、肉に火が通るまで1〜2分煮る。かつお粉を加えてひと混ぜする。

3 温めたスープジャー（P.18参照）に**2**を入れ、ふたをしめる。

POINT ▶ たんぱく質とビタミンがバランスよくとれる

β-カロテン、ビタミンC、Eが含まれるかぼちゃがたっぷり入った、栄養満点の具だくさんみそ汁です。高野豆腐も高たんぱく。スープの汁でもどすので味がしっかり入っておいしい。

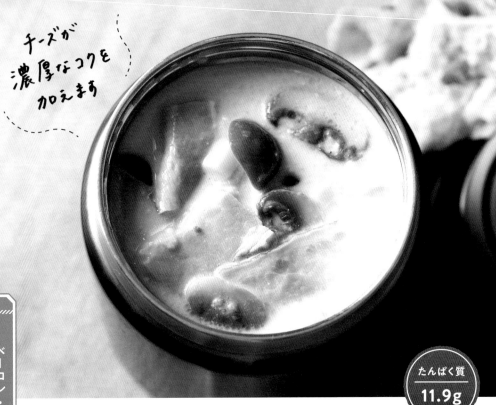

チーズが
濃厚なコクを
加えます

たんぱく質
11.9g

ベーコンときのこの
チーズクリームスープ

| 調理 | 5分 | 保温 | 1時間以上 |

✓ エネルギー	244kcal
✓ 糖質	6.0g
✓ 塩分	1.4g

材料（1人分）

ベーコン	2枚
しめじ	30g
マッシュルーム	4個
A 牛乳	100ml
顆粒コンソメ	小さじ¼
プロセスチーズ	10g

作り方

1 ベーコンは3cm幅に切る。しめじは石づきを取り、小房に分ける。マッシュルームは薄切りにする。チーズは5mm〜1cm角に切るか、手で小さくちぎる。

2 小鍋に水80ml、ベーコン、きのこ、**A**を入れて火にかけ、煮立ったら1分煮る。チーズを加えてひと混ぜする。

3 温めたスープジャー（P.18参照）に**2**を入れ、ふたをしめる。

POINT ▶ パンに合わせたいクリーミーな洋風スープ

鍋で煮るときは、チーズを最後に加えるのがコツ。鍋にくっつかず、ジャーの中でしっかり溶けます。きのこの種類は何でもOK。複数入れたほうが、うまみが出ます。

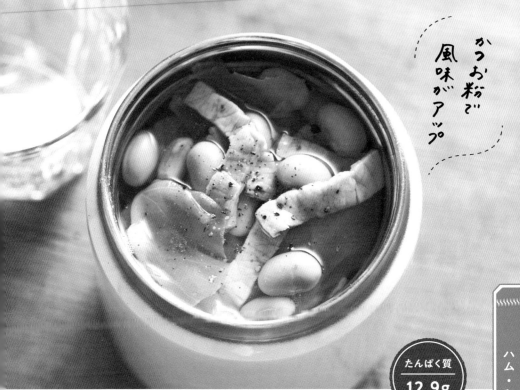

かつお粉で風味がアップ

たんぱく質
12.9g

✓ エネルギー　133kcal
✓ 糖質　2.3g
✓ 塩分　1.7g

ハムとキャベツの
あっさりスープ

調理	5分	保温	1時間以上

材料（1人分）

ロースハム	3枚
キャベツ	小1枚（50g）
A ゆで大豆	30g
塩	小さじ1/6
かつお粉	大さじ1/2
粗びき黒こしょう	少々

作り方

1 ハムは短冊切りにする。キャベツは小さめのひと口大に手でちぎる。

2 小鍋に水180mℓ、**1**、**A** を入れて火にかけ、煮立ったら1分煮る。かつお粉を加えてひと混ぜする。

3 温めたスープジャー（P.18参照）に **2** を入れて粗びき黒こしょうをふり、ふたをしめる。

POINT ▶ 手軽なゆで大豆でたんぱく質を補給

ハムの塩けを生かしたシンプルスープ。たんぱく質摂取のポイントはゆで大豆。蒸し大豆なら、たんぱく質量がさらにアップします。ハムをボンレスにすると、よりカロリー減。

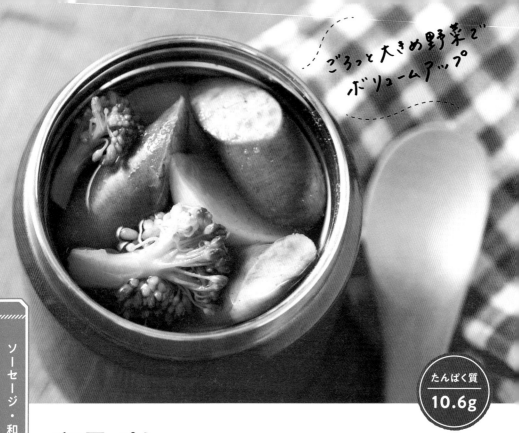

ごろっと大きめ野菜で
ボリュームアップ

和風ポトフ

たんぱく質
10.6g

✓ エネルギー　217kcal
✓ 糖質　　　　3.7g
✓ 塩分　　　　1.7g

| 調理 | 5分 | 保温 | 1時間以上 |

材料（1人分）

ソーセージ	3本
ブロッコリー	20g
かぶ	½個
薄口しょうゆ	小さじ½
かつお粉	大さじ½

作り方

1 ソーセージは斜め半分に切る。ブロッコリーは小さめの小房に分け、かぶはくし形切りにする。

2 小鍋に水180mℓ、**1**、薄口しょうゆを入れて火にかけ、煮立ったら1分煮る。かつお粉を加えてひと混ぜする。

3 温めたスープジャー（P.18参照）に**2**を入れ、ふたをしめる。

POINT ▶ **火が通りやすい具材は、大きく切って食べごたえを出して**

ソーセージは斜めに切ると断面が大きくなり、うまみが溶け出しやすくなります。ブロッコリーはジャーに入れやすい大きさにカットして。食べるときに好みで粒マスタードをつけても。

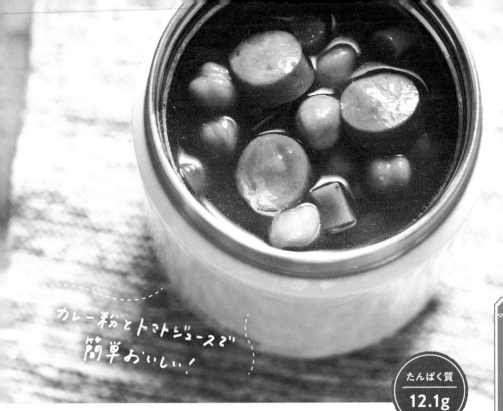

カレー粉とトマトジュースで
簡単おいしい！

たんぱく質
12.1g

ソーセージとひよこ豆の
スパイストマトスープ

✓ エネルギー	281kcal
✓ 糖質	13.0g
✓ 塩分	1.6g

調理	5分		保温	1時間以上

材料（1人分）

ソーセージ	3本
さやいんげん	4本
A トマトジュース（無塩）	100㎖
ゆでひよこ豆	40g
カレー粉	小さじ1/2
顆粒コンソメ	小さじ1/3
こしょう	少々

作り方

1 ソーセージは1cm厚さの輪切りにする。さやいんげんは1cm長さに切る。

2 小鍋に水50㎖、**1**、**A** を入れて火にかけ、煮立ったら1分煮る。

3 温めたスープジャー（P.18参照）に **2** を入れ、ふたをしめる。

POINT ▶ ソーセージはころころカットで食べやすく

カレー粉のスパイスで深みのある味わいに。さやいんげんは時間がたっても食感や色が残りやすく、ジャー向けの食材。さやいんげんを枝豆に替えるとたんぱく質量がさらにアップ。

知っておきたい！

たんぱく質がとれる野菜

たんぱく質は肉や魚だけでなく、野菜にも含まれています。とくに多いのは、栄養価が高いアブラナ科のブロッコリーやカリフラワー、枝豆や大豆もやし、豆苗などの豆系の野菜。枝豆は100ｇ中にたんぱく質が11.7ｇも含まれ、卵に匹敵する量。上手にスープに加えることで、1食あたりのたんぱく質量がアップします。

100ｇあたり、
たんぱく質をこれだけ含みます

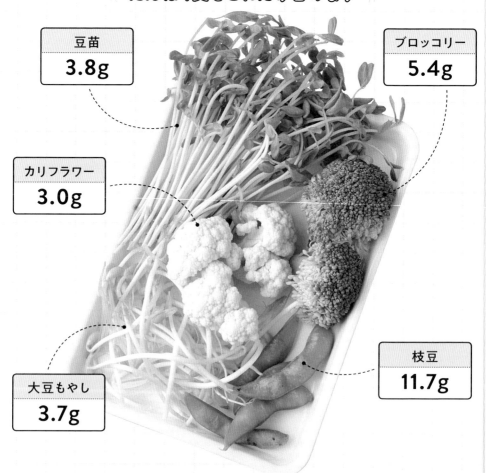

豆苗
3.8g

ブロッコリー
5.4g

カリフラワー
3.0g

大豆もやし
3.7g

枝豆
11.7g

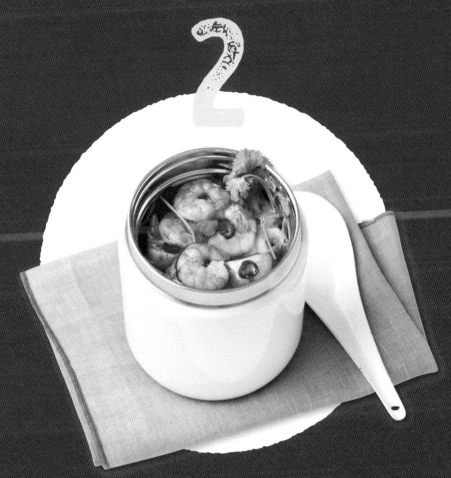

魚介のスープ

うまみたっぷりの魚介類は、スープにうってつけの素材。
高たんぱくなのにヘルシーで、缶詰や冷凍を活用できるのも魅力。
常備できるものはストックしておくと便利です。

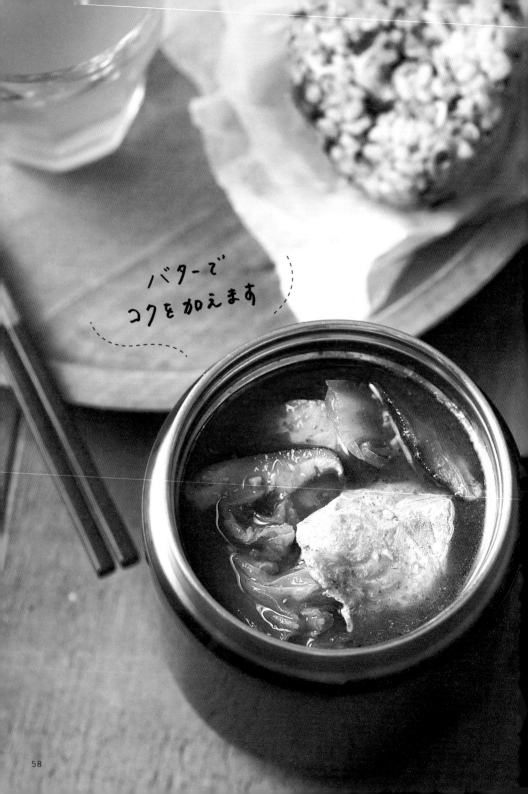

バターで
コクを加えます

鮭と白菜の
みそバタースープ

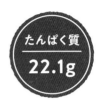

調理	6分
保温	1時間以上

✓ エネルギー　170 _kcal_

✓ 糖質　2.7g

✓ 塩分　1.5g

材料（1人分）

生鮭	……………	小1切れ（80g）
白菜	…………………………	⅓枚（40g）
A	干ししいたけ（薄切り）	……5枚
	みそ …………………	**大さじ½**
B	かつお粉 ……………	**大さじ½**
	バター ……………………	5g

作り方

1 鮭と白菜はそれぞれひと口大に切る。

2 小鍋に水150㎖、**1**、**A**を入れて火にかけ、煮立ったらアクを取る。鮭に火が通るまで1〜2分煮る。**B**を加えてひと混ぜする。

3 温めたスープジャー（P.18参照）に**2**を入れ、ふたをしめる。

鮭・和風

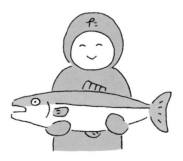

POINT ▶ 身体が温まる石狩鍋風のスープ

みそ、かつお粉など調味料に含まれるたんぱく質もムダなく摂取。鮭は骨抜きのものを選ぶと食べやすくなります。たら、めかじきなど白身魚で作ってもおいしい。

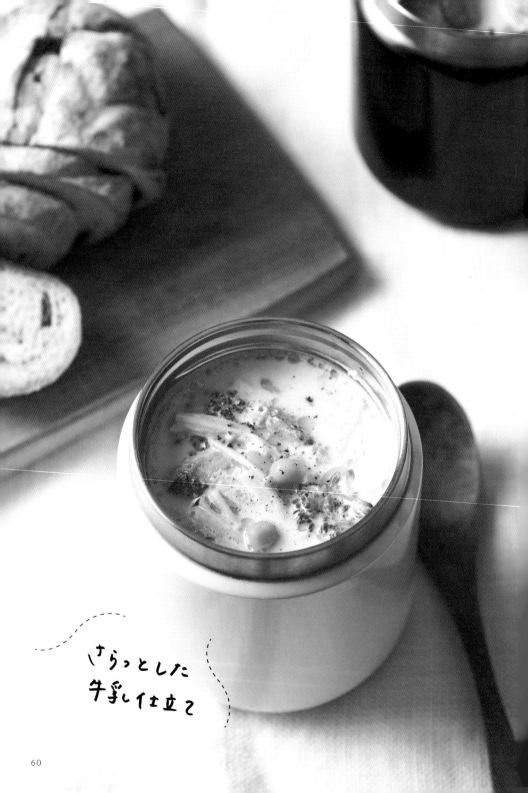

さらっとした
牛乳仕立て

鮭のクリームスープ

たんぱく質
24.1g

調理	6分
保温	1時間以上

✓ エネルギー　197kcal

✓ 糖質　　　　8.9g

✓ 塩分　　　　1.4g

鮭・洋風

材料（1人分）

~~生鮭~~	小1切れ（80g）
ブロッコリー	30g
えのきだけ	20g
A 牛乳	100mℓ
コーン	大さじ1
顆粒コンソメ	小さじ½
薄口しょうゆ	小さじ½
粗びき黒こしょう	少々

作り方

1 鮭はひと口大に切る。ブロッコリーは小さめの小房に分ける。えのきだけは根元を切り落し、半分に切る。

2 小鍋に水50mℓ、**1**、**A** を入れて火にかけ、煮立ったらアクを取る。鮭に火が通るまで1〜2分煮る。

3 温めたスープジャー（P.18参照）に **2** を入れて粗びき黒こしょうをふり、ふたをしめる。

POINT ▶ ヘルシーで高たんぱくなクリームスープ

手に入りやすい鮭で、効率よくたんぱく質を摂取するならこのスープ。相性のいい牛乳をベースに、ブロッコリーも加えてたんぱく質量をアップ。パンはもちろん、ご飯にも合わせやすい味です。

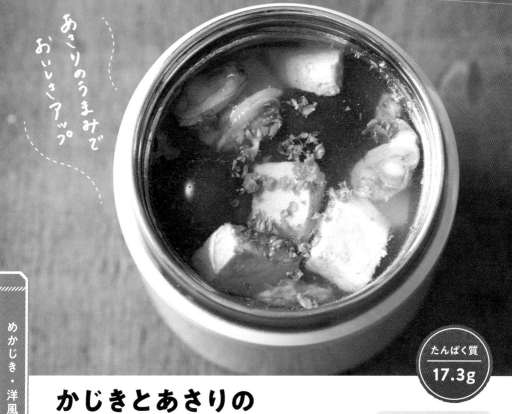

あさりのうまみでおいしさアップ

かじきとあさりの コンソメスープ

| 調理 | 6分 | 保温 | 1時間以上 |

たんぱく質
17.3g

✓ エネルギー　136kcal
✓ 糖質　3.9g
✓ 塩分　1.5g

材料（1人分）

めかじき	小1切れ（80g）
ミニトマト	5個
A むきあさり（冷凍）	20g
顆粒コンソメ	小さじ⅔
パセリ（みじん切り）	少々

作り方

1 かじきは2cm角に切る。ミニトマトはへたを取る。

2 小鍋に水150mℓ、**1**、**A**を入れて火にかけ、煮立ったらアクを取る。かじきに火が通るまで1〜2分煮る。

3 温めたスープジャー（P.18参照）に**2**を入れ、好みでパセリをふってふたをしめる。

POINT ▶ 魚介をたっぷり入れてアクアパッツァ風に

殻なしの冷凍むきあさりは、解凍せずにそのまま使えて便利。鉄分摂取にも役立ちます。パンやサラダ、パスタなどを添えたり、ゆでたペンネにかけてスープパスタにしても。

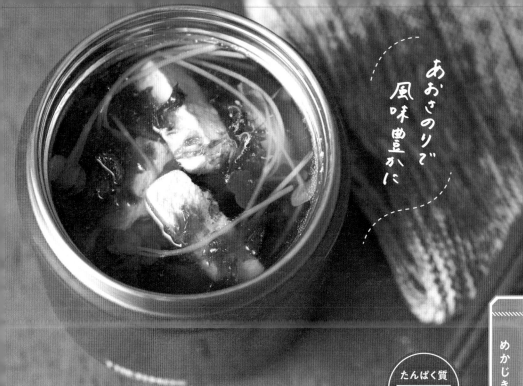

あおさのりで風味豊かに

たんぱく質
20.3g

かじきとあおさの 中華スープ

調理	6分	保温	1時間以上

✓ エネルギー　　151kcal

✓ 糖質　　　　　1.3g

✓ 塩分　　　　　1.4g

材料（1人分）

めかじき ·························1切れ（100g）

A ┌ 貝割れ菜 ·························20g
　　├ 乾燥あおさのり ·············大さじ1
　　├ 顆粒鶏ガラスープの素 ·····小さじ½
　　└ しょうゆ ·························小さじ½

作り方

1 かじきは1cmの拍子木切りにする。

2 小鍋に水180mℓ、**1**、**A**を入れて火にかけ、煮立ったらアクを取る。かじきに火が通るまで1〜2分煮る。

3 温めたスープジャー（P.18参照）に**2**を入れ、ふたをしめる。

POINT ▶ ミネラル豊富なのりで磯の香りをプラス

風味に変化をつけたいときに役立つあおさのり。かじきは火を通しすぎるとパサついてかたくなるので、細く切りすぎないように気をつけて。

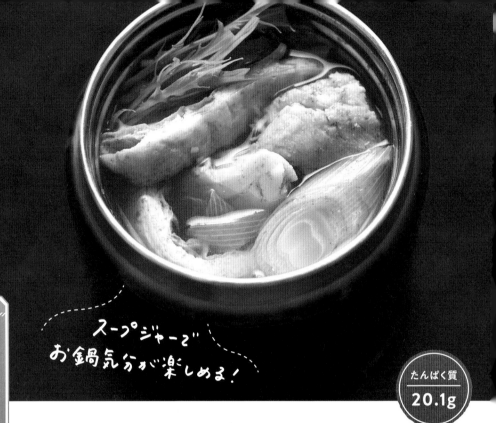

スープジャーで
お鍋気分が楽しめる！

たんぱく質
20.1g

寄せ鍋風スープ

✓ エネルギー	125kcal
✓ 糖質	2.6g
✓ 塩分	1.4g

| 調理 | 6分 | 保温 | 1時間以上 |

材料（1人分）

生たら	小1切れ（80g）
油揚げ	½枚
長ねぎ	¼本
水菜	20g
A しょうゆ	小さじ1
ポン酢しょうゆ	小さじ½
かつお粉	大さじ½

作り方

1 たらはひと口大に切る。油揚げは1cm幅に切る。長ねぎは斜め切りにし、水菜は4cm長さに切る。

2 小鍋に水150mℓ、**1**、**A**を入れて火にかけ、煮立ったらアクを取る。たらに火が通るまで1〜2分煮る。かつお粉を加えてひと混ぜする。

3 温めたスープジャー（P.18参照）に**2**を入れ、ふたをしめる。

POINT ▶ 魚介と野菜のあっさりスープ

ヘルシーなたらをメインに、大豆製品の油揚げもプラスしてたんぱく質量アップ。魚の臭み消しにポン酢しょうゆを活用します。たらはあれば骨抜きのものを選んで。

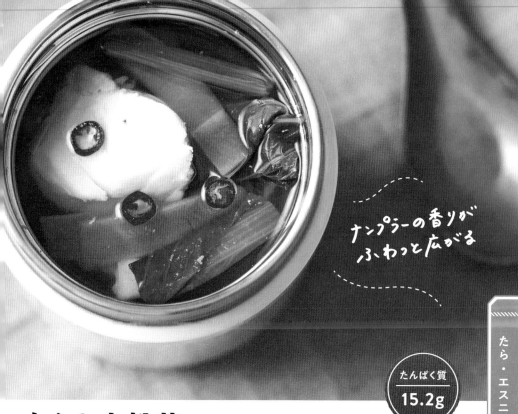

ナンプラーの香りが
ふわっと広がる

たんぱく質
15.2g

たらと小松菜の
辛みスープ

| 調理 | 6分 | 保温 | 1時間以上 |

✓ エネルギー	71㎉
✓ 糖質	1.6g
✓ 塩分	1.6g

材料（1人分）

生たら	小1切れ（80g）
小松菜	40g
にんじん	1㎝（10g）
A 赤唐辛子（輪切り）	½本
顆粒鶏ガラスープの素	小さじ½
ナンプラー	小さじ½

作り方

1 たらはひと口大に切る。小松菜は4㎝長さに切り、にんじんは短冊切りにする。

2 小鍋に水150㎖、**1**、**A**を入れて火にかけ、煮立ったらアクを取る。たらに火が通るまで1〜2分煮る。

3 温めたスープジャー（P.18参照）に**2**を入れ、ふたをしめる。

POINT ▶ ダイエットにおすすめの超ローカロリースープ

低カロリー高たんぱくで、ダイエットや体調を整えたいときに助けになるスープ。小松菜をチンゲン菜に、ナンプラーをしょうゆに替えてもOK。

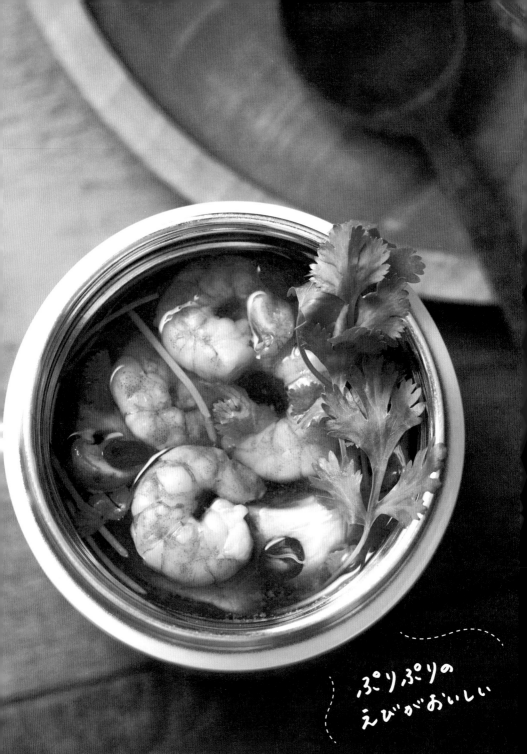

ぷりぷりの
えびがおいしい

トムヤムクン

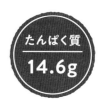

たんぱく質
14.6g

調理	6分
保温	1時間以上

✓ エネルギー	72kcal
✓ 糖質	1.6g
✓ 塩分	1.7g

材料（1人分）

むきえび	70g
酒	小さじ1
マッシュルーム	5個
香菜	5本
A レモン汁	小さじ1
顆粒鶏ガラスープの素	小さじ½
ナンプラー	小さじ½
赤唐辛子（輪切り）	½本

作り方

1 えびは酒をふる。マッシュルームは半分に切り、香菜は3cm長さに切る。

2 小鍋に水150㎖、えび、マッシュルーム、**A** を入れて火にかけ、えびに火が通るまで1〜2分煮る。

3 温めたスープジャー（P.18参照）に **2** を入れて香菜をのせ、ふたをしめる。

POINT ▶ サンドイッチや麺にも合わせやすい

ナンプラーとレモン汁でさっぱり食べられるタイ風スープ。マッシュルームがなければ、他のきのこに替えても。香菜は別添えにしてもOK。食べるときにのせるとフレッシュな香りが楽しめます。

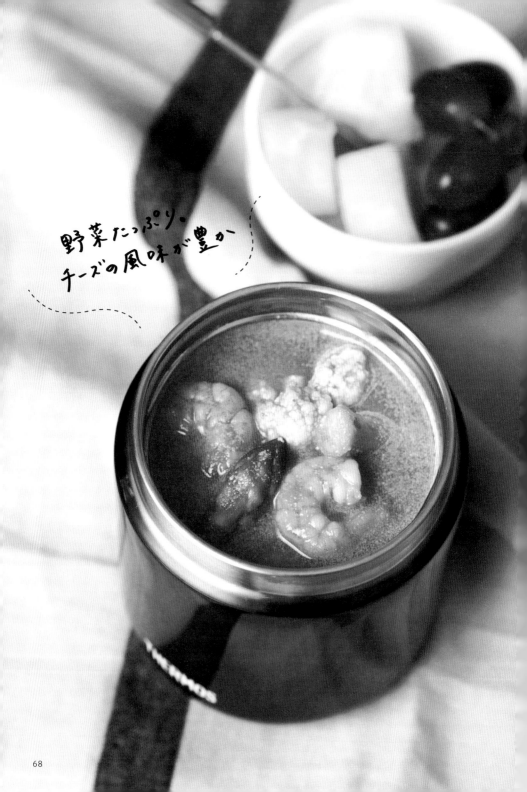

野菜たっぷり、
チーズの風味が豊か

えびの
トマトクリームスープ

たんぱく質
17.1g

調理	6分
保温	1時間以上

✓ エネルギー	151kcal
✓ 糖質	10.6g
✓ 塩分	1.7g

材料（1人分）

むきえび	60g
酒	小さじ1
カリフラワー	30g
グリーンアスパラガス	1本
A トマトジュース（無塩）	100mℓ
牛乳	80mℓ
にんにく（みじん切り）	½片
顆粒コンソメ	小さじ1
粉チーズ	小さじ1

作り方

1 えびは酒をふる。カリフラワーは小さめの小房に分ける。アスパラは根元をピーラーでむき、3cm長さに切る。

2 小鍋に **1**、**A** を入れて火にかけ、えびに火が通るまで1〜2分煮る。

3 温めたスープジャー（P.18参照）に **2** を入れて粉チーズをふり、ふたをしめる。

えび・洋風

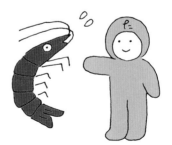

POINT ▶ パンに合わせたい洋風スープ

えび、カリフラワー、牛乳、粉チーズなど、いろいろな食材からたんぱく質がとれます。トマトジュースからはβ-カロテン、リコピンがとれ、1食で1日に必要な栄養素がバランスよく摂取できます。

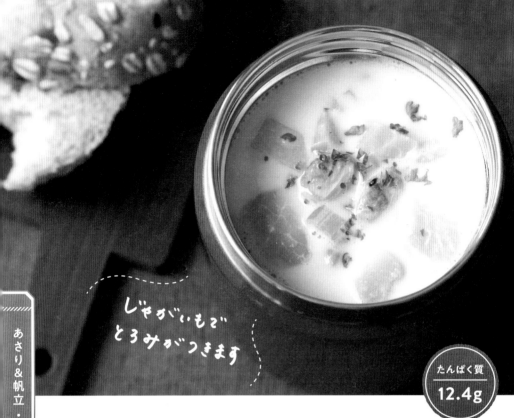

じゃがいもで
とろみがつきます

たんぱく質
12.4g

クラムチャウダー

✓ エネルギー　127kcal
✓ 糖質　10.7g
✓ 塩分　1.5g

| 調理 | 7分 | 保温 | 1時間以上 |

材料（1人分）

むきあさり（冷凍）	30g
帆立貝柱（冷凍）	40g
じゃがいも	50g
セロリ	¼本
A 牛乳	80mℓ
顆粒コンソメ	小さじ½
こしょう	少々
パセリ（みじん切り）	少々

作り方

1 じゃがいもは1cm角に切る。セロリはみじん切りにする。

2 小鍋に水80mℓ、あさり、帆立、**1**、**A**を入れて火にかけ、あさりと帆立に火が通るまで2〜3分煮る。

3 温めたスープジャー（P.16参照）に**2**を入れ、好みでパセリをふってふたをしめる。

POINT ▶ 帆立を入れるとたんぱく質量がアップ

あさりだけでなく、帆立を加えるのがコツ。あさりは殻つきを使うとうまみが濃厚に。水煮缶の場合は塩分が多いのでコンソメの量を調整して。

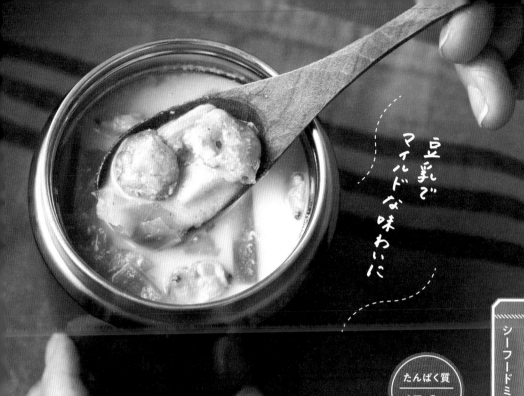

豆乳でマイルドな味わいに

たんぱく質
17.8g

シーフードミックスの豆乳みそ汁

調理	7分

保温	1時間以上

✓ エネルギー	116 kcal
✓ 糖質	5.2g
✓ 塩分	1.6g

材料（1人分）

シーフードミックス（冷凍）	80g
キャベツ	小½枚（25g）
にんじん	1cm（10g）
A 無調整豆乳	80㎖
みそ	小さじ1
かつお粉	大さじ½

作り方

1 キャベツとにんじんは短冊切りにする。

2 小鍋に水80㎖、シーフードミックス、**1**、**A**を入れて火にかけ、シーフードミックスに火が通るまで2〜3分煮る。かつお粉を加えてひと混ぜする。

3 温めたスープジャー（P.18参照）に**2**を入れ、ふたをしめる。

POINT ▶ 低カロリーで手軽なシーフードミックスを活用

シーフードはえび、あさり、いかを使っていますが、組み合わせは自由。大豆製品の豆乳もたんぱく質がとれる食材。味がついていない無調整タイプがおすすめです。

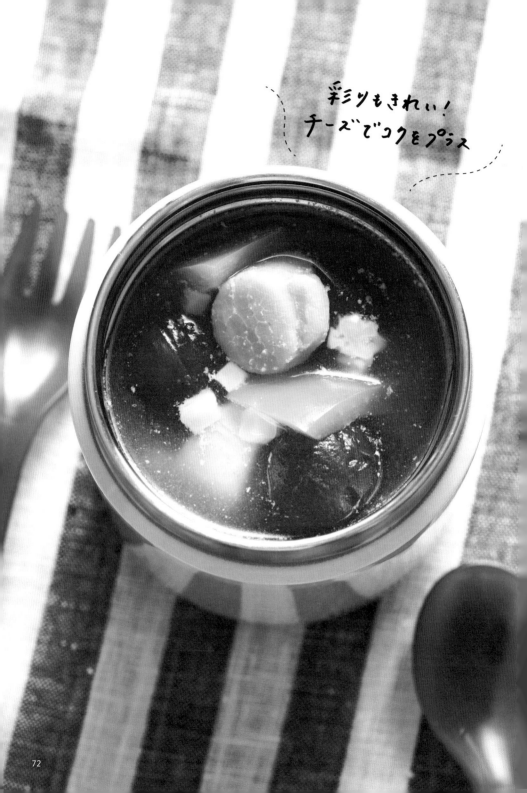

彩りもきれい！
チーズでコクをプラス

帆立とトマトと
チーズのスープ

たんぱく質
13.3g

調理	7分
保温	1時間以上

	エネルギー	106kcal
✓	糖質	7.2g
✓	塩分	1.3g

材料（1人分）

帆立貝柱（冷凍）	60g
ミニトマト	5個
黄パプリカ	⅙個
プロセスチーズ	10g
顆粒コンソメ	小さじ⅔

作り方

1 ミニトマトはへたを取る。パプリカはへたと種を取り、2cm角に切る。チーズは5mm～1cm角に切るか、小さく手でちぎる。

2 小鍋に水150mℓ、帆立、ミニトマト、パプリカ、コンソメを入れて火にかけ、帆立に火が通るまで2～3分煮る。チーズを加えてひと混ぜする。

3 温めたスープジャー（P.18参照）に **2** を入れ、ふたをしめる。

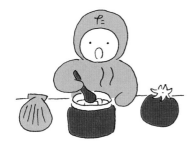

POINT ▶ チーズでたんぱく質とカルシウムを無理なく摂取

帆立とチーズだけでたんぱく質10g超え。チーズは手で小さくちぎって加えると、スープになじみやすくなります。帆立缶を使う場合は、塩分が多いのでコンソメの量を調整して。

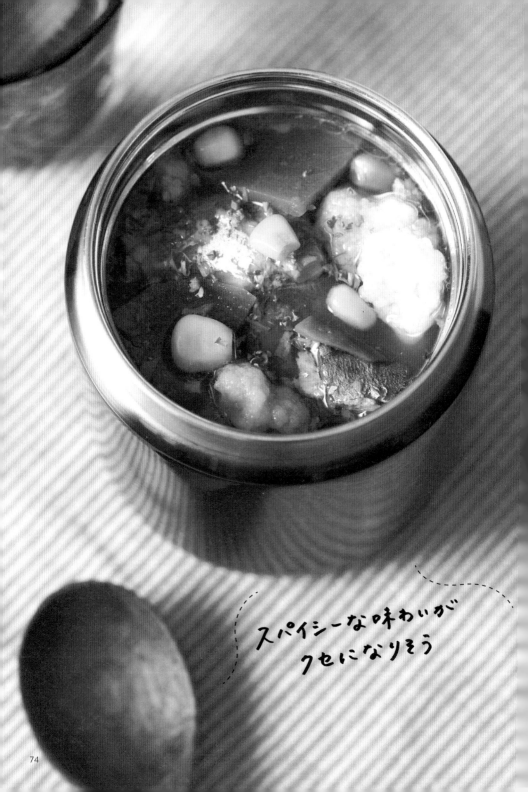

スパイシーな味わいが
クセになりそう

さば缶の
カレースープ

調理	5分
保温	1時間以上

✓ エネルギー　144kcal
✓ 糖質　4.7g
✓ 塩分　1.7g

材料（1人分）

さば缶（水煮）	½缶（90g）
カリフラワー	30g
にんじん	1cm（10g）
A ┌ コーン	大さじ1
│ カレー粉	小さじ1
│ 顆粒コンソメ	小さじ⅔
└ 薄口しょうゆ	小さじ¼
パセリ（みじん切り）	少々

作り方

1 カリフラワーは小さめの小房に分ける。にんじんは薄いいちょう切りにする。

2 小鍋に水150mℓ、さばを缶汁ごと入れ、**1**、**A**を加えて火にかける。煮立ったら1分煮る。

3 温めたスープジャー（P.18参照）に**2**を入れ、好みでパセリをふってふたをしめる。

さば缶・洋風

POINT ▶ スープならさばの栄養をまるごととれる

たんぱく質の他、DHAやEPAなどを含む良質な脂、ビタミンB群、ビタミンDなど、栄養が豊富なさば。缶汁ごと加えれば、効率よく摂取できます。ご飯を添えてスープカレー風に食べても。

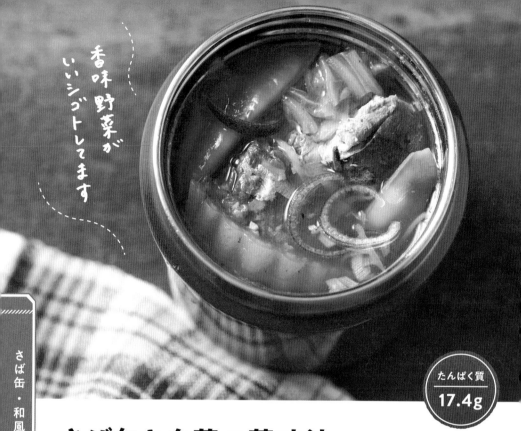

香味野菜がいいシゴトしてます

たんぱく質
17.4g

さば缶と白菜の薬味汁

✓ エネルギー　129kcal
✓ 糖質　　　　 1.3g
✓ 塩分　　　　 1.4g

調理	5分	保温	1時間以上

材料（1人分）

さば缶（水煮）	½缶（90g）
白菜	¼枚（30g）
絹さや	3枚
みょうが	1個
A しょうが（せん切り）	⅛かけ
塩	小さじ⅛
かつお粉	大さじ½

作り方

1 白菜は短冊切りにする。絹さやは筋を取る。みょうがは小口切りにする。

2 小鍋に水150mℓ、さばを缶汁ごと入れ、1、Aを加えて火にかける。煮立ったら1分煮てかつお粉を加え、ひと混ぜする。

3 温めたスープジャー（P.18参照）に2を入れ、ふたをしめる。

POINT ▶ 薬味を加えれば、さばが苦手な人でも食べやすい味に

しょうがやみょうがを入れると、青魚独特のクセがやわらぎ、食べやすくなります。絹さやの代わりにさやいんげん、豆苗、枝豆などを入れても。

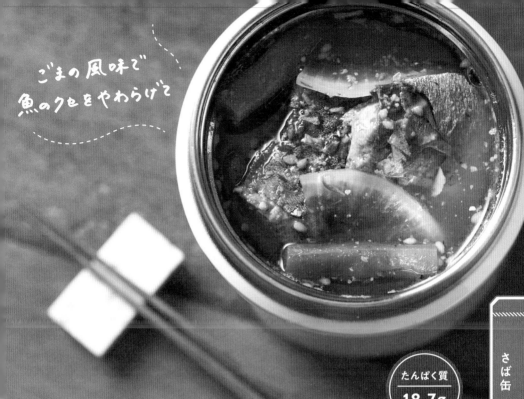

ごまの風味で
魚のクセをやわらげて

たんぱく質
18.7g

さば缶のごまみそ汁

✓ エネルギー　239kcal
✓ 糖質　8.3g
✓ 塩分　1.4g

調理	5分	保温	1時間以上

材料（1人分）

さば缶（みそ煮）	½缶（90g）
大根	1cm
さやいんげん	3本
みそ	小さじ½
A かつお粉	大さじ½
白すりごま	小さじ2

作り方

1 大根は薄いいちょう切りにする。さやいんげんは3cm長さに切る。

2 小鍋に水150mℓ、さばを缶汁ごと入れ、**1**、みそを加えて火にかける。煮立ったら1分煮て**A**を加え、ひと混ぜする。

3 温めたスープジャー（P.18参照）に**2**を入れ、ふたをしめる。

POINT ▶ さばと相性のいいみそやごまで味つけ

みそ、かつお粉、すりごまは、さばのクセをやわらげるとともに、たんぱく質量も上げてくれる便利な食材。みそにより塩分が異なるので、気になる場合は味をみて調整を。

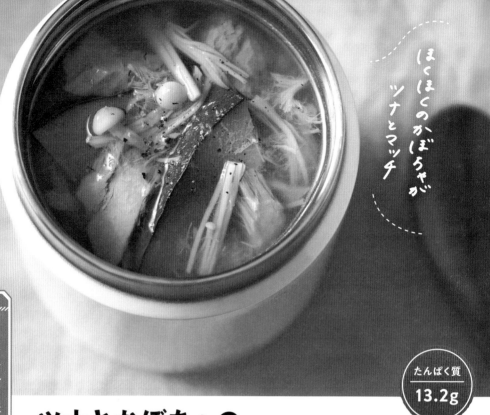

ツナ缶・洋風

ツナとかぼちゃの ペッパースープ

たんぱく質
13.2g

✓ エネルギー	115kcal
✓ 糖質	13.7g
✓ 塩分	1.2g

| 調理 | 5分 | 保温 | 1時間以上 |

材料（1人分）

ツナ缶（水煮）	1缶（70g）
かぼちゃ	70g
えのきだけ	20g
A 顆粒コンソメ	小さじ²⁄₃
粗びき黒こしょう	少々

作り方

1 かぼちゃは種とわたを取り、1cm厚さのひと口大に切る。えのきだけは根元を切り、3cm長さに切る。

2 小鍋に水130mℓ、ツナを缶汁ごと入れ、**1**、**A**を加えて火にかける。煮立ったら1分煮る。

3 温めたスープジャー（P.18参照）に**2**を入れ、ふたをしめる。

POINT ▶ かぼちゃの甘みで食べやすい味に

ツナは水煮タイプを選んで。カロリーダウンにもなり、缶汁ごと加えるとツナのうまみがスープに加わります。かぼちゃはビタミンC、Eやβ-カロテン、カリウム、食物繊維も豊富。

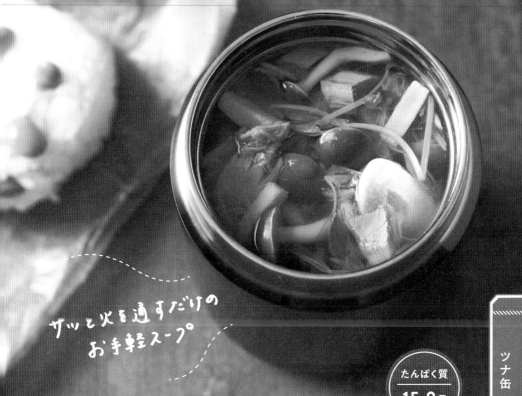

サッと火を通すだけの
お手軽スープ

たんぱく質
15.9g

ツナと豆苗の
塩ガーリックスープ

✓ エネルギー	82kcal
✓ 糖質	1.8g
✓ 塩分	1.4g

調理	5分	保温	1時間以上

材料（1人分）

ツナ缶（水煮）	1缶（70g）
豆苗	20g
しめじ	30g
A 高野豆腐（細切り）	1g
にんにく（薄切り）	1片
塩	小さじ⅙
かつお粉	大さじ½

作り方

1 豆苗は長さ半分に切る。しめじは石づきを取り、小房に分ける。

2 小鍋に水150㎖、ツナを缶汁ごと入れ、**1**、**A**を加えて火にかける。煮立ったら1分煮てかつお粉を加え、ひと混ぜする。

3 温めたスープジャー（P.18参照）に**2**を入れ、ふたをしめる。

POINT ▶ 低カロリーでスタミナがつくヘルシースープ

じつはたんぱく質量の多いにんにくを風味づけに活用。細切りの高野豆腐も"たんぱく質かせぎ"に便利です。しめじの代わりにまいたけやしいたけでも。

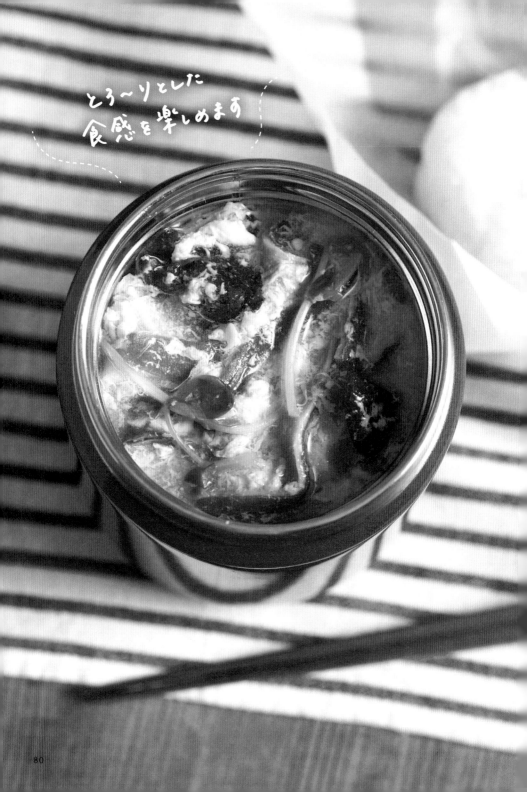

とろ〜リとした
食感を楽しめます

かにかまの
かき玉スープ

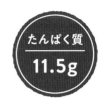

たんぱく質
11.5g

調理	7分
保温	1時間以上

✓ エネルギー　123㎉
✓ 糖質　5.2g
✓ 塩分　1.8g

材料（1人分）

かに風味かまぼこ	3本（30g）
豆苗	20g
A 乾燥きくらげ	3枚
顆粒鶏ガラスープの素	小さじ½
片栗粉	小さじ½
薄口しょうゆ	小さじ¼
卵	1個

作り方

1 かに風味かまぼこは粗めにほぐす。豆苗は長さ半分に切る。

2 小鍋に水180㎖、**1**、**A** を入れ、混ぜながら火にかける。煮立ったら溶いた卵を回し入れてゆっくりと混ぜ、卵に火が通るまで2〜3分煮る。

3 温めたスープジャー（P.18参照）に **2** を入れ、ふたをしめる。

POINT ▶ 具材にもだしにも使えるかに風味かまぼこを活用

かに風味かまぼこに溶き卵を加えて、たんぱく質量と食べごたえをアップ。乾燥きくらげは、保温調理でもどす手間いらず。ビタミンDやカルシウムも豊富です。

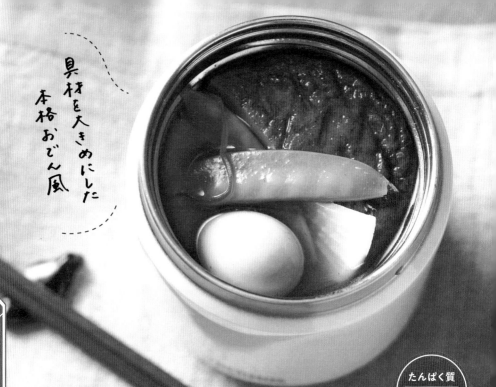

具材を大きめにした
本格おでん風

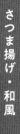

たんぱく質
13.7g

さつま揚げとうずら卵の
おでん風スープ

✓ エネルギー　155kcal
✓ 糖質　　　　　9.0g
✓ 塩分　　　　　1.7g

| 調理 | 5分 | 保温 | 1時間以上 |

材料（1人分）

さつま揚げ ································· 1枚（50g）
うずら卵（水煮） ························· 4個
大根 ·· 1cm
絹さや ······································· 3枚
A　乾燥刻み昆布 ······················· 1g
　　しょうゆ ······························· 小さじ½
かつお粉 ···································· 大さじ½

作り方

1 さつま揚げは半分に切る。大根は薄い半月切りにする。絹さやは筋を取る。

2 小鍋に水150㎖、うずら卵、**1**、**A**を入れて火にかけ、煮立ったら1分煮る。かつお粉を加えてひと混ぜする。

3 温めたスープジャー（P.18参照）に**2**を入れ、ふたをしめる。

POINT ▶ うまみの多いさつま揚げでボリュームアップ

刻み昆布とかつお粉で、本格的なおでん風味が楽しめるスープ。大根は薄く切ることで、保温中に味がしみておいしくなります。

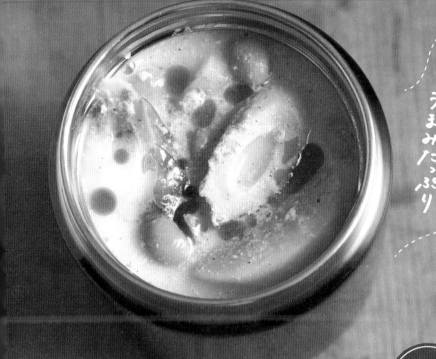

たんぱく質
14.6g

ちくわとかぶの
ピリ辛豆乳スープ

調理	5分	保温	1時間以上

✓ エネルギー	151kcal
✓ 糖質	12.0g
✓ 塩分	1.5g

材料（1人分）

ちくわ		2本（50g）
かぶ		½個
A	無調整豆乳	80mℓ
	むき枝豆（冷凍）	20g
	みそ	小さじ½
かつお粉		大さじ½
ラー油		小さじ⅛

作り方

1 ちくわは斜め3等分に切る。かぶはくし形切りにする。

2 小鍋に水80mℓ、**1**、**A** を入れて火にかけ、煮立ったら1分煮る。かつお粉を加えてひと混ぜする。

3 温めたスープジャー（P.18参照）に **2** を入れ、ラー油を加えてふたをしめる。

POINT ▶ ちくわから出るだしを味つけに生かします

手軽にボリュームが出せるちくわがメイン。豆乳ベースのやさしいスープに、枝豆とラー油で食感とアクセントを加えます。かぶの代わりにきのこや青菜でも。

便利に使える！

たんぱく質のプラスになる乾物や調味料

たんぱく質量アップの裏ワザは、乾物や調味料の活用。たとえばかつお粉や桜えび、高野豆腐の100gあたりの含有量は50g以上と豊富。大量にはとれませんが、味つけに活用すれば手軽に摂取量が増やせます。小麦たんぱくを含む麩も、スープでとりやすい食材です。

ここがメリット！

◉ 乾物はもどさずに入れてOK。
◉ 手軽にたんぱく質量をアップ！
◉ 保存がきくから常備しやすい。

100gあたり、たんぱく質をこれだけ含みます

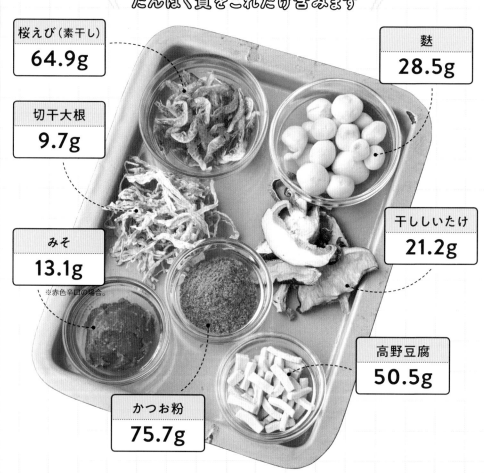

桜えび（素干し）
64.9g

切干大根
9.7g

みそ
13.1g
※赤色辛口の場合。

かつお粉
75.7g

麩
28.5g

干ししいたけ
21.2g

高野豆腐
50.5g

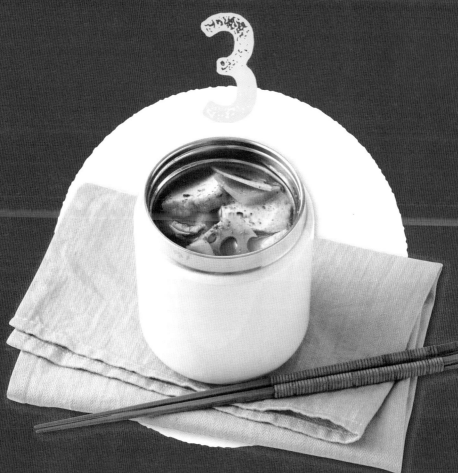

卵・大豆製品のスープ

肉や魚と同じようにたんぱく質を多く含む食材が、卵や大豆製品。
手軽にボリュームを出しやすくヘルシーなので、
食欲が落ちたときや、ダイエットにもおすすめです。

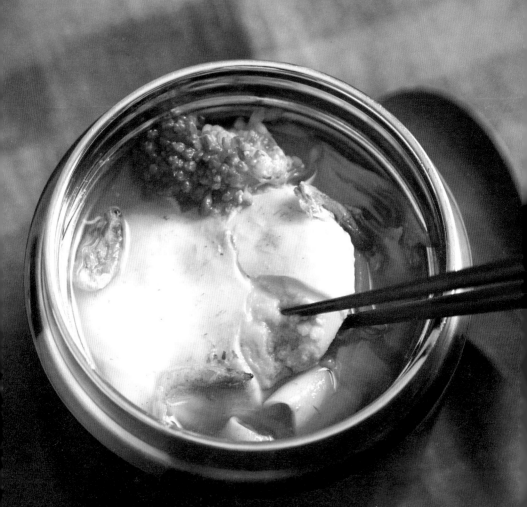

桜えびの香りが
ふんわり～

落とし卵と
ブロッコリーの
桜えびスープ

たんぱく質
13.0g

✓ エネルギー　116kcal
✓ 糖質　　　　1.6g
✓ 塩分　　　　1.6g

調理	9分
保温	1時間以上

材料（1人分）

卵	1個
ブロッコリー	30g
まいたけ	20g
A 乾燥桜えび	大さじ1
しょうゆ	大さじ½
かつお粉	大さじ½

作り方

1 ブロッコリーは小さめの小房に分ける。まいたけは小房に分ける。

2 小鍋に水180mℓ、**1**、**A** を入れて火にかける。煮立ったら卵を割り入れ、ふたをして卵に火が通るまで3〜5分煮る。かつお粉を加えてひと混ぜする。

3 温めたスープジャー（P.18参照）に **2** を入れ、ふたをしめる。

卵・和風

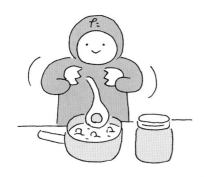

POINT ▶ 卵の食べごたえで満足感たっぷり

鍋に卵を落とし入れたら、鍋にぴったり合うサイズのふたをして火を通すのがポイント。ふたのサイズが合わないと火が通るのに時間がかかり、スープが減るので注意して。好みでかき玉にしても。

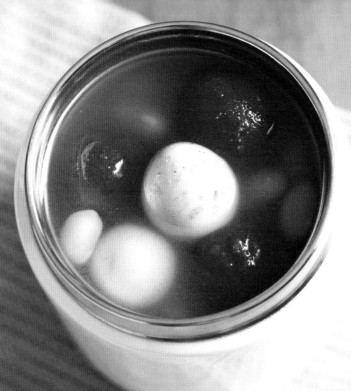

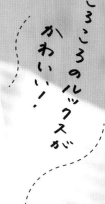

ころころのルックスが
かわいい！

たんぱく質
13.3g

トマトとうずら卵の
みそスープ

| 調理 | 5分 | 保温 | 1時間以上 |

✓ エネルギー　170kcal

✓ 糖質　　　　6.0g

✓ 塩分　　　　1.5g

材料（1人分）

うずら卵（水煮）	6個
ミニトマト	6個
A むき枝豆（冷凍）	20g
みそ	大さじ½
かつお粉	大さじ½

作り方

1 ミニトマトはへたを取る。

2 小鍋に水150㎖、うずら卵、**1**、**A**を入れて火にかける。煮立ったら1分煮てかつお粉を加え、ひと混ぜする。

3 温めたスープジャー（P.18参照）に**2**を入れ、ふたをしめる。

POINT ▶ 包丁、まな板いらずで作れる時短スープ

トマトのへたを取ったら、すべての材料を入れてさっと煮るだけ。すぐに準備できるので、忙しいときにおすすめです。かつお粉やトマトのだしがたっぷり、うまみ満点スープです。

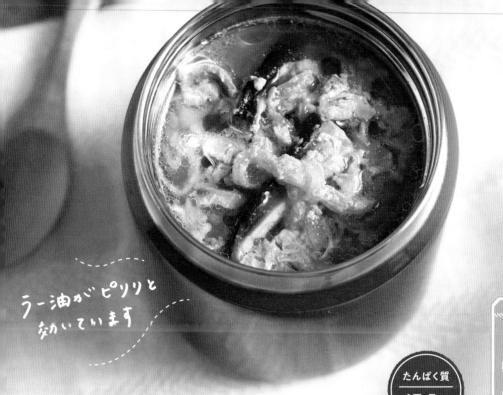

ラー油が ピリリと
効いています

たんぱく質
17.5g

サンラータン

✓ エネルギー	229kcal
✓ 糖質	3.2g
✓ 塩分	1.4g

| 調理 | 7分 | 保温 | 1時間以上 |

材料（1人分）

卵 ……………………………………… 1個
豚ロース肉（薄切り）………………… 50g
切干大根 …………………………………… 3g
A 干ししいたけ（薄切り）………… 5枚
　　顆粒鶏ガラスープの素 …… 小さじ½
　　酢 …………………………… 小さじ1
　　しょうゆ ………………… 小さじ½
ラー油 ………………………… 小さじ⅛

作り方

1 豚肉は2cm幅に、切干大根は適当な長さに切る。

2 小鍋に水180㎖、**1**、**A** を入れて火にかけ、煮立ったらアクを取る。溶いた卵を回し入れ、ゆっくりと混ぜる。肉と卵に火が通るまで2〜3分煮る。

3 温めたスープジャー（P.18参照）に **2** を入れてラー油を加え、ふたをしめる。

POINT ▶ 肉と卵がたっぷりの高たんぱくスープ

ほんのり酸味の効いたスープで体ぽかぽかに。酸味が好きな人は、酢を大さじ½まで増量しても。
干ししいたけは、ビタミンDも豊富に含まれています。

89

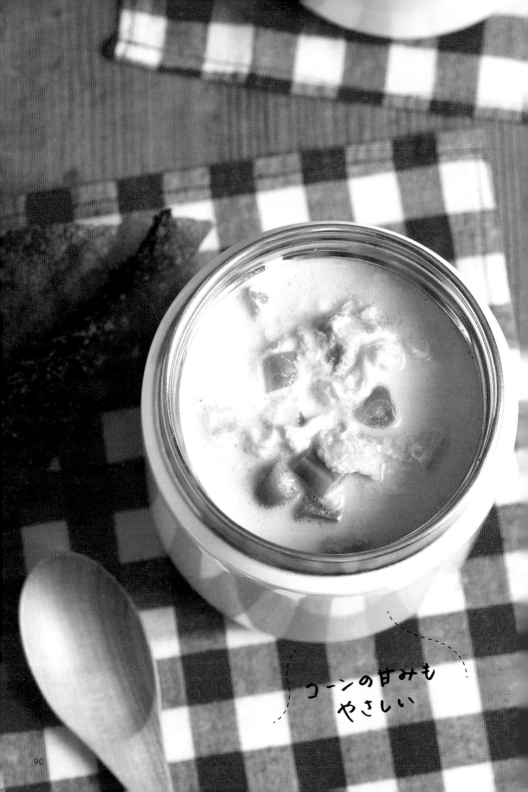

コーンの甘みも
やさしい

卵コーンスープ

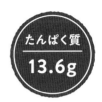

たんぱく質
13.6g

調理	7分
保温	1時間以上

✓ エネルギー	258kcal
✓ 糖質	14.6g
✓ 塩分	1.3g

材料（1人分）

卵	1個
ベーコン	1枚
さやいんげん	3本
A 牛乳	100㎖
コーンクリーム	50g
顆粒コンソメ	小さじ¼

作り方

1 ベーコンは1cm幅に切る。さやいんげんは1cm長さに切る。

2 小鍋に水50㎖、**1**、**A**を入れてよく混ぜ、火にかける。煮立ったら溶いた卵を回し入れ、ゆっくりと混ぜる。卵に火が通るまで2〜3分煮る。

3 温めたスープジャー（P.18参照）に**2**を入れ、ふたをしめる。

卵・洋風

POINT ▶ クリームスープに溶き卵を加えてたんぱく質量アップ

コーンクリームは鍋に入れたあと、かたまりがほぐれるまでよく混ぜること。かき玉の混ぜ具合は好みでOK。さやいんげんの代わりに好みの豆類を加えると、さらにたんぱく質量を増やせます。

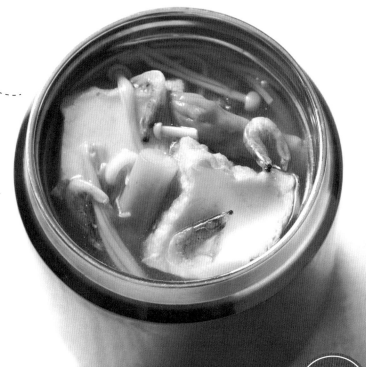

厚揚げで
ボリュームたっぷり

たんぱく質
10.6g

桜えびと厚揚げの
中華スープ

✓ エネルギー	132kcal
✓ 糖質	4.1g
✓ 塩分	1.7g

調理	5分	保温	1時間以上

材料（1人分）

厚揚げ	⅓丁（70g）
えのきだけ	20g
グリーンアスパラガス	2本

A	乾燥桜えび	大さじ1
	顆粒鶏ガラスープの素	小さじ1
	片栗粉	小さじ½
	オイスターソース	小さじ¼

作り方

1 厚揚げはひと口大に切る。えのきだけは根元を切り落とし、半分の長さに切る。アスパラは根元をピーラーでむき、3cm長さに切る。

2 小鍋に水180mℓ、**1**、**A**を入れて混ぜながら火にかける。煮立ったら1分煮る。

3 温めたスープジャー（P.18参照）に**2**を入れ、ふたをしめる。

POINT ▶ 具だくさんな中華煮もの風スープ

厚揚げは豆腐より水分量が少なく、たんぱく質が豊富。ジャーに入れても崩れないのでおすすめです。カロリーを減らしたい人は、熱湯をかけて油抜きしてから使って。

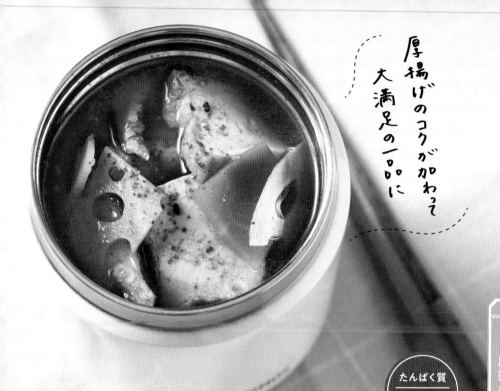

厚揚げのコクが加わって大満足の一品に

たんぱく質
11.4g

厚揚げのけんちん汁

✓ エネルギー	142 kcal
✓ 糖質	5.2g
✓ 塩分	1.4g

| 調理 | 5分 | 保温 | 1時間以上 |

材料（1人分）

厚揚げ	⅓丁（70g）
れんこん	1cm（25g）
にんじん	1cm（10g）
A 干ししいたけ（薄切り）	5枚
しょうゆ	大さじ½
かつお粉	大さじ½
七味唐辛子	少々

作り方

1 厚揚げは1cm厚さのひと口大に切る。れんこんとにんじんは薄いいちょう切りにする。

2 小鍋に水180mℓ、**1**、**A**を入れて火にかけ、煮立ったら1分煮る。かつお粉を加えてひと混ぜする。

3 温めたスープジャー（P.18参照）に**2**を入れ、好みで七味唐辛子をふり、ふたをしめる。

POINT ▶ 肉や魚の代わりになる厚揚げで満足感アップ

根菜は熱が入りやすいように、薄く切るのがコツ。れんこん、にんじんの代わりに大根やごぼうにしてもOK。干ししいたけで、不足しがちなビタミンDも摂取できます。

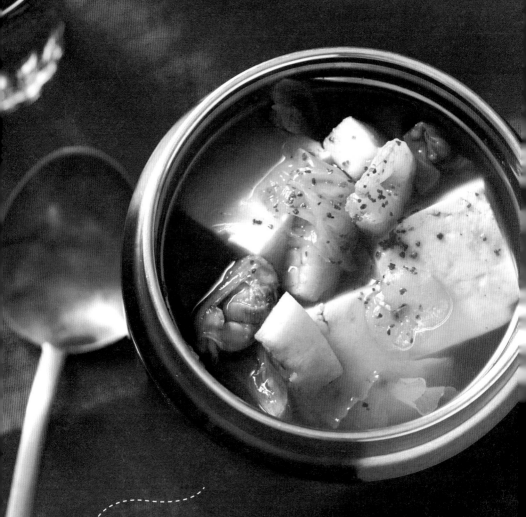

白菜キムチを
具材と味つけに使って

豆腐とシーフードの
キムチチゲ

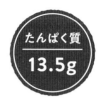
調理	7分
保温	1時間以上

✓ エネルギー　108kcal

✓ 糖質　1.8g

✓ 塩分　1.8g

材料（1人分）

木綿豆腐 ················· ⅓丁（100g）
シーフードミックス（冷凍）······ 40g
A 白菜キムチ ···················· 30g
　　顆粒鶏ガラスープの素
　　····························· 小さじ⅓
　　一味唐辛子 ··················· 少々

作り方

1 豆腐はひと口大に切る。

2 小鍋に水130㎖、シーフードミックス、**1**、**A** を入れて火にかけ、煮立ったらシーフードミックスに火が通るまで2〜3分煮る。

3 温めたスープジャー（P.18参照）に **2** を入れて、ふたをしめる。

豆腐・韓国風

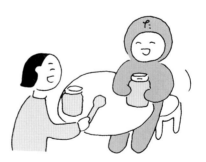

POINT ▶ シーフードミックスから出るだしでうまみアップ

木綿豆腐は絹ごしよりたんぱく質が多く、スープの味が染み込みやすいのがポイント。キムチやシーフードミックスなどうまみのある具材を入れることで、よりいっそうおいしくなります。

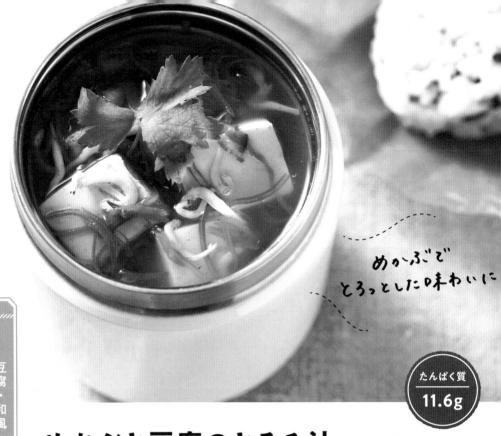

めかぶで
とろっとした味わいに

たんぱく質
11.6g

めかぶと豆腐のとろみ汁

✓ エネルギー	100kcal
✓ 糖質	0.9g
✓ 塩分	1.3g

| 調理 | 5分 | 保温 | 1時間以上 |

材料（1人分）

木綿豆腐	⅓丁（100g）
めかぶ（味つけなし）	40g
三つ葉	3本
A しらす干し	大さじ1
しょうゆ	小さじ1
かつお粉	大さじ½

作り方

1. 豆腐は2cm角に切り、三つ葉は3cm長さに切る。

2. 小鍋に水150㎖、めかぶ、豆腐、Aを入れて火にかけ、煮立ったら1分煮る。かつお粉を加えてひと混ぜする。

3. 温めたスープジャー（P.18参照）に**2**を入れて三つ葉をのせ、ふたをしめる。

POINT ▶ 不足しがちなミネラルをめかぶで摂取

とろりとしためかぶはスープにぴったりの食材。たんぱく質量アップはしらす干しで。三つ葉の代わりに、みょうがや香菜、貝割れ菜など香りや苦みのある野菜にしても。

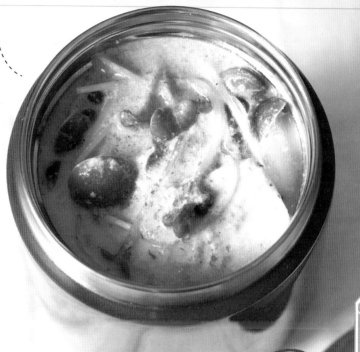

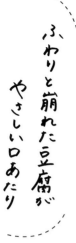

たんぱく質
13.5g

崩し豆腐の
豆乳みそスープ

調理	5分	保温	1時間以上

✓ エネルギー	137kcal
✓ 糖質	6.2g
✓ 塩分	1.2g

材料（1人分）

絹ごし豆腐	1/3丁（100g）
しめじ	20g
A 無調整豆乳	100mℓ
貝割れ菜	20g
みそ	大さじ1/2
かつお粉	大さじ1/2

作り方

1 しめじは石づきを取り、小房に分ける。

2 小鍋に水50mℓ、**1**、豆腐、**A**を入れ、豆腐を軽く崩して火にかけ、煮立ったら1分煮る。かつお粉を加えてひと混ぜする。

3 温めたスープジャー（P.18参照）に**2**を入れ、ふたをしめる。

POINT ▶ 豆腐、みそ、豆乳のトリプル大豆製品でたんぱく質を

なめらかなのどごしの体にやさしいスープ。豆腐は切らずに鍋に入れ、おたまやスプーンで3〜4等分くらいに割ります。豆乳鍋のように、ほろりと崩れる口どけを楽しんで。

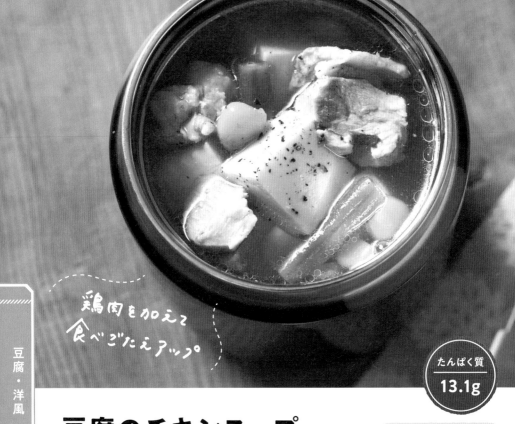

鶏肉を加えて
食べごたえアップ。

たんぱく質
13.1g

豆腐のチキンスープ

✓ エネルギー 158kcal
✓ 糖質 4.3g
✓ 塩分 1.4g

| 調理 | 7分 | 保温 | 1時間以上 |

材料（1人分）

絹ごし豆腐 ……………… ¼丁（75g）
鶏もも肉 …………………………… 50g
さやいんげん ……………………… 2本
A ┃ コーン …………………… 大さじ1
　　┃ 顆粒コンソメ ………… 小さじ1
粗びき黒こしょう ………………… 少々

作り方

1 鶏肉と豆腐は2cm角に切る。さやいんげんは3cm長さに切る。

2 小鍋に水150mℓ、**1**、**A**を入れて火にかけ、煮立ったらアクを取る。肉に火が通るまで2〜3分煮る。

3 温めたスープジャー（P.18参照）に**2**を入れ、粗びき黒こしょうをふり、ふたをしめる。

POINT ▶ 食べごたえたっぷりの洋風豆腐スープ

豆腐と鶏肉で植物性と動物性両方のたんぱく質を摂取。豆腐は鍋に入れ、沸騰後1分ほどしっかり火を通して。鶏肉は、ささみにするとさらにたんぱく質量が増えてカロリーダウン。

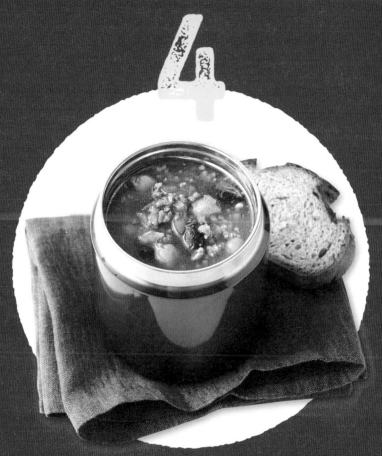

豆のスープ

豆類は腹もちがよく、たんぱく質が豊富。缶詰や水煮などを使えば
下ゆでの手間がなく、手軽に作れます。肉との相性がいいので、
ダブルたんぱく質効果を狙って積極的に取り入れて。

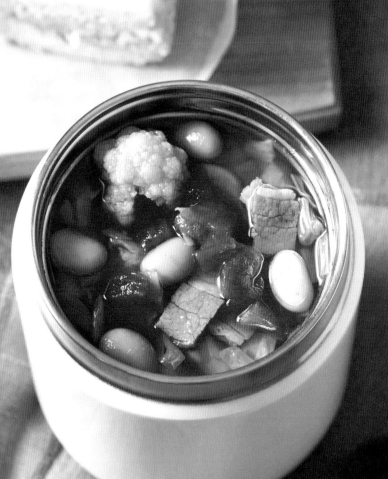

野菜たっぷり。
トマトのうまみも
つまってます

ミネストローネ

たんぱく質
10.3g

調理	5分
保温	1時間以上

✓ エネルギー　171kcal

✓ 糖質　　　　5.3g

✓ 塩分　　　　1.6g

材料（1人分）

ゆで大豆	40g
ベーコン	1枚
キャベツ	小½枚（25g）
カリフラワー	30g
A カットトマト（水煮）	80g
顆粒コンソメ	小さじ1

作り方

1 ベーコンは1cm幅に切り、キャベツは1cm四方に切る。カリフラワーは小さめの小房に分ける。

2 小鍋に水100mℓ、ゆで大豆、**1**、**A**を入れて火にかけ、煮立ったら1分煮る。

3 温めたスープジャー（P.18参照）に**2**を入れ、ふたをしめる。

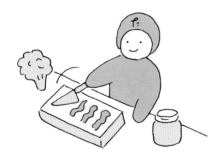

POINT ▶ 定番トマトスープに豆をプラス

植物性たんぱく質の代表格ともいえる大豆。たんぱく質のほか、食物繊維も豊富です。カリフラワーはブロッコリーに替えてもOK。好みで粉チーズを加えると、さらにたんぱく質量アップ。

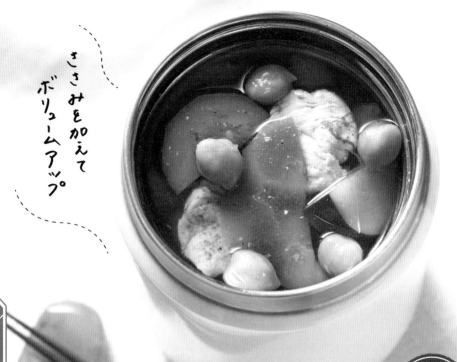

ささみを加えてボリュームアップ

ひよこ豆とささみの すまし汁

| 調理 | 6分 | 保温 | 1時間以上 |

たんぱく質
20.9g

- ✓ エネルギー　137kcal
- ✓ 糖質　7.5g
- ✓ 塩分　1.6g

材料（1人分）

ゆでひよこ豆	40g
鶏ささみ	1本（60g）
にんじん	1cm（10g）
ズッキーニ	3cm
塩	小さじ¼
かつお粉	大さじ½

作り方

1 鶏肉は筋を取り、1cm厚さのそぎ切りにする。にんじんは薄い半月切りにする。ズッキーニは1cm厚さの半月切りにする。

2 小鍋に水150ml、ゆでひよこ豆、**1**、塩を入れて火にかけ、煮立ったらアクを取る。肉に火が通るまで1〜2分煮る。かつお粉を加えてひと混ぜする。

3 温めたスープジャー（P.18参照）に**2**を入れ、ふたをしめる。

POINT ▶ 栄養価バツグンのシンプルスープ

ひよこ豆、ささみ、かつお粉で1食20g以上ものたんぱく質がとれるオトクな和風スープ。さらに、ビタミンB群やビタミンE、食物繊維、カリウムなどさまざまな栄養素もとれます。

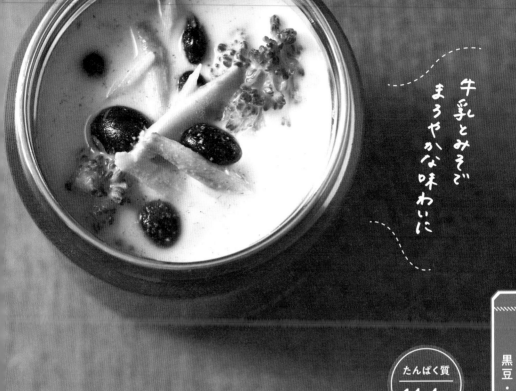

牛乳とみそで
まろやかな味わいに

たんぱく質
14.4g

黒豆とごぼうの
みそクリームスープ

| 調理 | 5分 | 保温 | 1時間以上 |

✓ エネルギー　173kcal

✓ 糖質　　　　10.7g

✓ 塩分　　　　1.3g

材料（1人分）

ゆで黒豆	40g
ブロッコリー	30g
A 牛乳	80mℓ
ささがきごぼう（冷凍または水煮）	
	40g
みそ	大さじ½
かつお粉	大さじ½

作り方

1 ブロッコリーは小さめの小房に分ける。

2 小鍋に水80mℓ、ゆで黒豆、**1**、**A**を入れて火にかけ、煮立ったら1分煮る。かつお粉を加えてひと混ぜする。

3 温めたスープジャー（P.18参照）に**2**を入れ、ふたをしめる。

POINT ▶ 黒豆のポリフェノールで抗酸化成分も摂取

黒豆は甘く煮たものではなく、味つけなしの水煮タイプや蒸しタイプを選んで。ごぼうはささがきの冷凍か水煮が便利ですが、生のごぼうを使う場合は¼本分ほどを目安に。

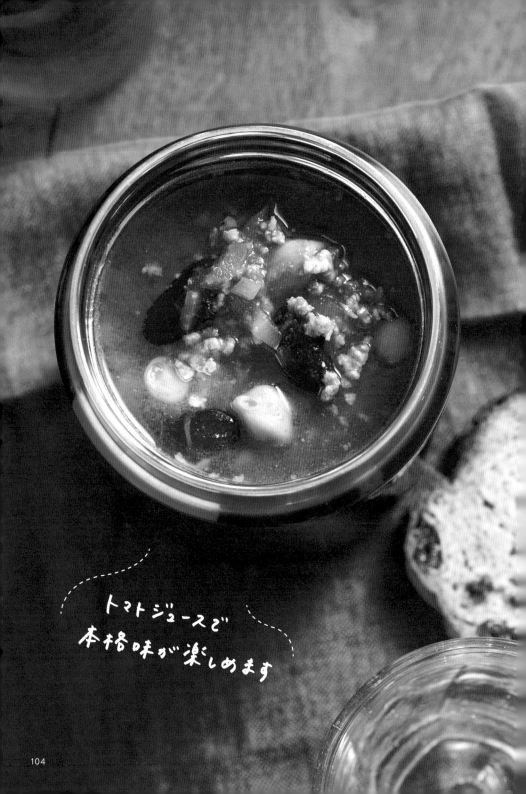

トマトジュースで
本格味が楽しめます

チリコンカンスープ

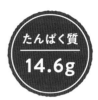
調理	6分
保温	1時間以上

✓ エネルギー　208kcal

✓ 糖質　　　　14.5g

✓ 塩分　　　　1.5g

材料（1人分）

ゆでミックスビーンズ	……………	50g
豚ひき肉	……………………	50g
玉ねぎ	………………………	⅛個
A	トマトジュース（無塩）	80㎖
	顆粒コンソメ	小さじ1
	トマトケチャップ	小さじ1
	一味唐辛子	少々

作り方

1 玉ねぎはみじん切りにする。

2 小鍋に水80㎖、ゆでミックスビーンズ、ひき肉、**1**、**A** を入れて火にかけ、肉をほぐしながら煮る。煮立ったらアクを取り、肉に火が通るまで1〜2分煮る。

3 温めたスープジャー（P.18参照）に **2** を入れ、ふたをしめる。

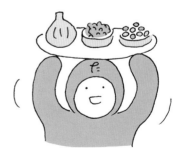

POINT ▶ ひき肉と豆がどっさり入って満足感大

トマトケチャップでコクを加えると、本格的な味に。ひよこ豆、いんげん豆、えんどう豆の3種のミックスビーンズを使っていますが、ゆで大豆入りのサラダビーンズなど、お好きなものを使っても。

2種の豆を使って
カラフルに仕上げて

うずら卵としらすの彩り豆スープ

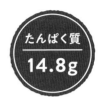

たんぱく質
14.8g

- ✓ エネルギー　**177kcal**
- ✓ 糖質　**3.6g**
- ✓ 塩分　**1.5g**

調理	5分
保温	1時間以上

材料（1人分）

ゆで大豆	30g
むき枝豆（冷凍）	30g
うずら卵（水煮）	4個
にんじん	2cm（20g）
A しらす干し	大さじ1
顆粒鶏ガラスープの素	小さじ½
オイスターソース	小さじ½

作り方

1 にんじんは1cm角に切る。

2 小鍋に水150ml、ゆで大豆、むき枝豆、うずら卵、**1**、**A**を入れて火にかける。煮立ったら1分煮る。

3 温めたスープジャー（P.18参照）に**2**を入れ、ふたをしめる。

POINT ▶ 見た目もかわいい、野菜と豆と卵のころころスープ

にんじんは、大豆と枝豆に合わせた大きさにカットするとスプーンで食べやすくなります。にんじんを、かぶ、れんこんなどの根菜に替えてもOK。味出しで加えたしらすでたんぱく質量アップ！

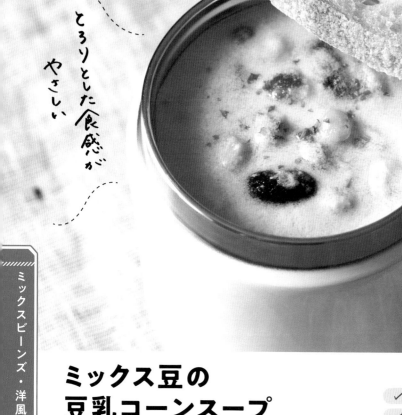

とろりとした食感がやさしい

ミックス豆の
豆乳コーンスープ

調理	4分	保温	1時間以上

たんぱく質
12.4g

✓ エネルギー	221kcal
✓ 糖質	28.1g
✓ 塩分	1.4g

材料（1人分）

ゆでミックスビーンズ	………	50g
A 無調整豆乳	………	150mℓ
コーン	………	大さじ2
コーンクリーム	………	70g
顆粒コンソメ	………	小さじ⅔
パセリ（みじん切り）	………	少々

作り方

1 小鍋にゆでミックスビーンズ、**A**を入れてよく混ぜ、火にかける。煮立ったら1分煮る。

2 温めたスープジャー（P.18参照）に**1**を入れ、好みでパセリをふってふたをしめる。

POINT ▶ 具だくさんなのにさっと作れる

豆とコーンクリームがあれば、ほぼ包丁いらずで完成。サンドイッチに合わせたり、パンを浸しながら食べてもおいしい。副菜にサラダを添えるとバランスのいい1食に。

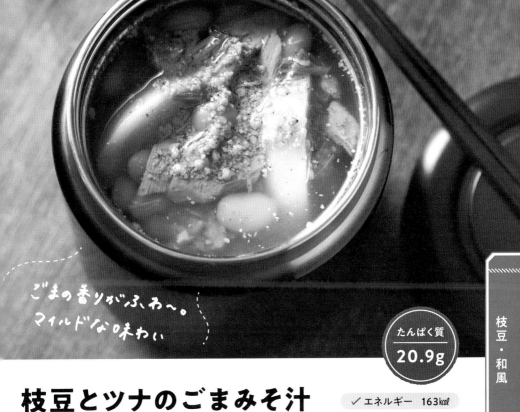

ごまの香りがふわ〜。
マイルドな味わい

たんぱく質
20.9g

枝豆とツナのごまみそ汁

✓ エネルギー 163kcal

✓ 糖質 4.4g

✓ 塩分 1.6g

調理	5分	保温	1時間以上

材料（1人分）

むき枝豆（冷凍）	40g
ツナ缶（水煮）	1缶（70g）
かぶ	½個
みそ	大さじ½
A 白すりごま	小さじ2
かつお粉	大さじ½

作り方

1 かぶはくし形切りにする。

2 小鍋に水150mℓ、ツナを缶汁ごと入れ、むき枝豆、**1**、みそを加えて火にかける。煮立ったら1分煮て**A**を加え、ひと混ぜする。

3 温めたスープジャー（P.18参照）に**2**を入れ、ふたをしめる。

POINT ▶ 調味料からも効率よくたんぱく質量を摂取

この1食だけでたんぱく質が20gもとれる優秀スープです。すりごまとかつお粉で風味とコクを出せば、満足感のある味に。

おうちランチに おすすめ！

スープかけご飯・麺

具だくさんスープとしてそのまま食べるだけでなく
ご飯や麺などにかけるだけで、主食がグレードアップ。
ひと皿で手軽に栄養バランスがとれるので、ぜひお試しを。

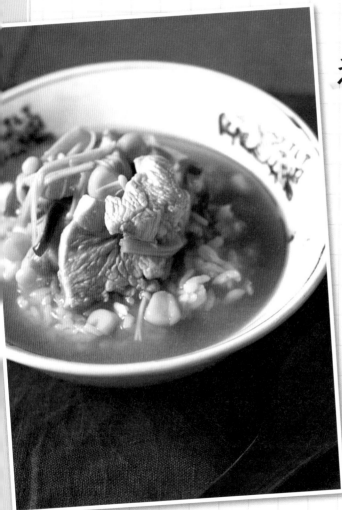

温かいご飯に スープをかけて

雑炊感覚でさらっと食べられるスープかけご飯。おすすめはトマトやカレー味、しょうゆやみそ、だしが効いた和風系のスープ。もち麦ご飯なら、食物繊維たっぷりのワンプレートになります。ご飯の量は茶碗1杯（150ｇ）が目安。

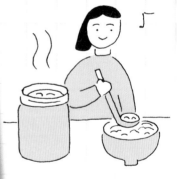

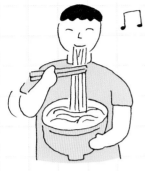

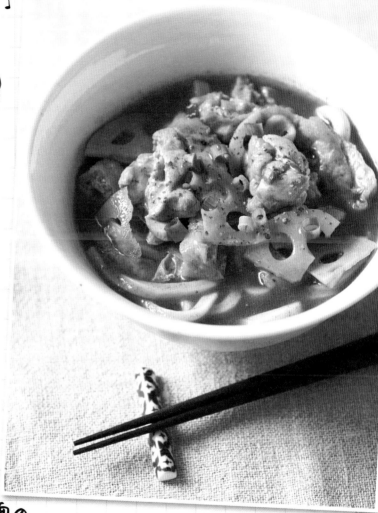

好みの麺の
汁代わりに

和風のスープなら、ゆでたうどんやそうめんなどの麺にか
けて、薬味の野菜や七味唐辛子を足してもおいしい。トマト
やクリームなど洋風ベースなら、ショートパスタにかけても。
好みで粉チーズを足すとたんぱく質量が増やせます。

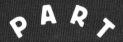
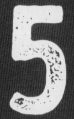
主食にもなるスープ

おにぎりやパンを添えるだけでなく、スープの中に主食を加えて
しまう方法もおすすめ。雑炊やリゾット、麺のような感覚で
食べられ、ジャーひとつで1食分が完成するので便利です。

もち麦や春雨をプラス。夜食などにも!

スープジャー調理におすすめの主食は、もち麦や春雨。肉や野菜と同様に保温調理でやわらかくなり、もどしたり煮込む必要なし。1食でまんべんなく栄養がとれるので、夜食や中食、食べすぎたあとの調整食にもおすすめです。

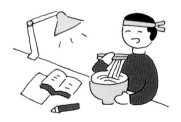

＼ ここがメリット! ／

もち麦は水溶性食物繊維が豊富

大麦の一種のもち麦は食物繊維が豊富で、免疫を高めるといわれるβ-グルカンも含まれています。プチプチとした食感でかみごたえがあり、満腹感を高めてくれる効果も期待できます。

春雨でつるっとした食感が楽しめる!

スープの味を吸ってもどすので、おいしく食べられます。種類は必ず「緑豆春雨」を選ぶこと。でんぷん春雨は、保温中にスープを吸いすぎてしまうので避けて。

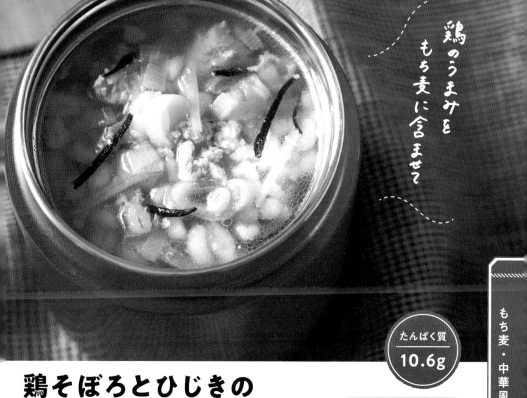

鶏のうまみを
もち麦に含ませて

たんぱく質
10.6g

鶏そぼろとひじきの
もち麦スープ

✓ エネルギー　141kcal
✓ 糖質　10.2g
✓ 塩分　1.0g

調理	6分

保温	2時間以上

材料（1人分）

もち麦	大さじ1
鶏ひき肉	50g
長ねぎ	¼本
A しょうが（せん切り）	¼かけ
乾燥芽ひじき	小さじ½
顆粒鶏ガラスープの素	小さじ⅔

作り方

1 長ねぎは小口切りにする。

2 小鍋に水200mℓ、もち麦、ひき肉、**1**、**A**を入れて火にかけ、肉をほぐしながら煮る。煮立ったらアクを取り、肉に火が通るまで1〜2分煮る。

3 温めたスープジャー（P.18参照）に**2**を入れ、ふたをしめる。

POINT ▶ しょうがの香りが効いた素朴な味わい

ひき肉のうまみを吸ったもち麦入りで、満腹感のあるスープ。ひじきは乾燥のまま加え、保温調理でもどすから手間なし。ミネラル分の補給もできます。

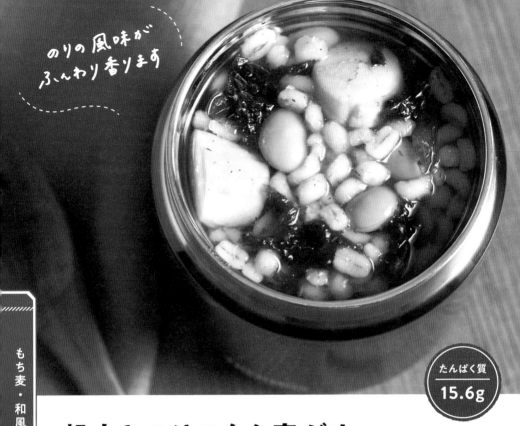

のりの風味が
ふんわり香ります

たんぱく質
15.6g

帆立とのりのもち麦がゆ

✓ エネルギー	146kcal
✓ 糖質	14.6g
✓ 塩分	1.2g

| 調理 | 7分 | 保温 | 2時間以上 |

材料（1人分）

もち麦	大さじ1½
帆立貝柱（冷凍）	50g
むき枝豆（冷凍）	20g
A 乾燥あおさのり	大さじ1
薄口しょうゆ	小さじ1
かつお粉	大さじ½

作り方

1 小鍋に水200mℓ、もち麦、帆立、むき枝豆、**A**を入れて火にかけ、煮立ったら帆立に火が通るまで2〜3分煮る。かつお粉を加えてひと混ぜする。

2 温めたスープジャー（P.18参照）に**1**を入れ、ふたをしめる。

POINT ▶ 食欲がないときや病後の体力補給にもおすすめ

水溶性食物繊維を豊富に含むもち麦は、スープに加えるとおかゆ風に。保温の時間によっても食感が変わるので、好みのタイミングで食べて。

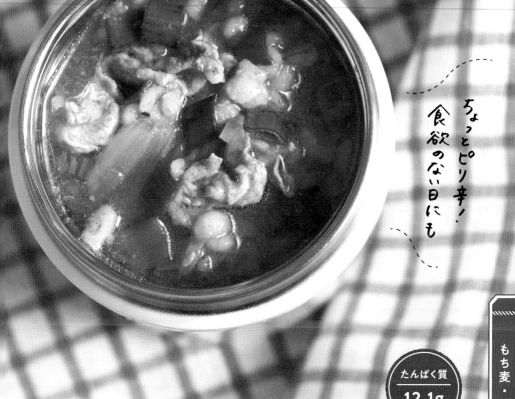

ちょっとピリ辛！
食欲のない日にも

もち麦・韓国風

たんぱく質
12.1g

✓ エネルギー　183kcal
✓ 糖質　　　　10.5g
✓ 塩分　　　　1.8g

豚キムチクッパ風

| 調理 | 6分 | 保温 | 2時間以上 |

材料（1人分）

もち麦 ……………………………… 大さじ1
豚ロース肉（しゃぶしゃぶ用）……… 50g
にら ………………………………… 20g
A ┌ 白菜キムチ ………………… 30g
　　│ 顆粒鶏ガラスープの素 …… 小さじ½
　　└ コチュジャン …………… 小さじ¼

作り方

1 にらは1cm長さに切る。

2 小鍋に水200mℓ、もち麦、豚肉、**1**、**A**を入れて火にかけ、肉をほぐしながら煮る。煮立ったらアクを取り、肉に火が通るまで1〜2分煮る。

3 温めたスープジャー（P.18参照）に**2**を入れ、ふたをしめる。

POINT ▷ 疲労回復にも役立つ、パンチのあるスタミナスープ

クッパの白飯をもち麦に置きかえて、食物繊維たっぷりのスープに。豚肉とにらが糖質の代謝を高めるので、疲労回復にも効果的です。豚肉は薄切りやこま切れでもOK。

115

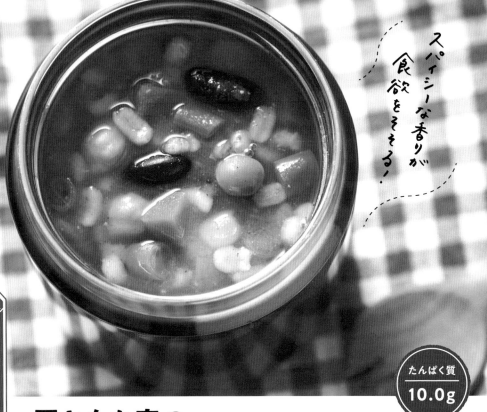

スパイシーな香りが食欲をそそる！

たんぱく質
10.0g

豆ともち麦の
みそカレースープ

✓ エネルギー	149kcal
✓ 糖質	18.5g
✓ 塩分	1.2g

調理	5分	保温	2時間以上

材料（1人分）

もち麦	大さじ1
ゆでミックスビーンズ	50g
さやいんげん	3本
にんじん	1cm（10g）
A みそ	大さじ½
カレー粉	小さじ1
かつお粉	大さじ½

作り方

1 さやいんげんは1cm長さに切り、にんじんは1cm角に切る。

2 小鍋に水200㎖、もち麦、ゆでミックスビーンズ、**1**、**A**を入れて火にかけて煮立ったら1分煮る。かつお粉を加えてひと混ぜする。

3 温めたスープジャー（P.18参照）に**2**を入れ、ふたをしめる。

POINT ▶ 味の決め手はかつお粉。たんぱく質量もアップ

かつおの風味が効いた、和風カレーの味わい。ミックスビーンズともち麦で食べごたえも出ます。にんじん、いんげんは、豆と同じくらいの大きさにそろえると食べやすい。

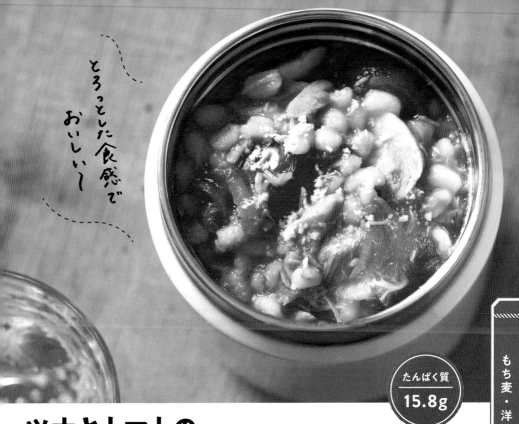

とろっとした食感でおいしい〜

たんぱく質
15.8g

ツナとトマトの
もち麦リゾット風

| 調理 | 5分 | 保温 | 2時間以上 |

✓ エネルギー　151kcal

✓ 糖質　15.8g

✓ 塩分　1.4g

材料（1人分）

もち麦	大さじ1½
ツナ缶（水煮）	1缶（70g）
トマト	½個（80g）
マッシュルーム	2個
顆粒コンソメ	小さじ⅔
粉チーズ	小さじ2

作り方

1 トマトはへたを取り、ざく切りにする。マッシュルームは薄切りにする。

2 小鍋に水130㎖、もち麦、ツナを缶汁ごと入れ、**1**、コンソメを加えて火にかける。煮立ったら1分煮る。

3 温めたスープジャー（P.18参照）に**2**を入れて粉チーズをふり、ふたをしめる。

POINT ▶ スープを吸ったもち麦がおいしい

もち麦はジャーの中でやわらかくなるので、長く煮る必要なし。水が少なめですが、トマトから出た水分が加わるので、うまみの濃いスープになります。

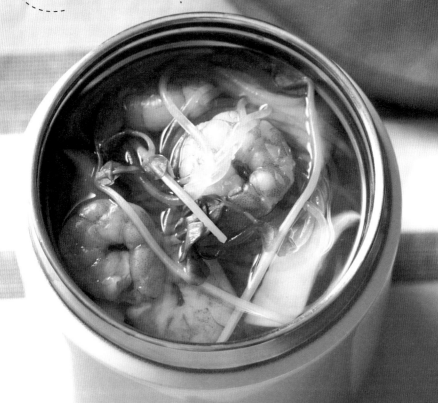

夜食にもおすすめの
アジアンスープ

えびと豆苗の
タイ風春雨スープ

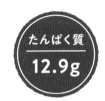

たんぱく質
12.9g

調理	6分
保温	1時間以上

✓ エネルギー　　102kcal

✓ 糖質　　　　　10.1g

✓ 塩分　　　　　1.6g

材料（1人分）

緑豆春雨	10g
むきえび	60g
酒	小さじ1
エリンギ	20g
豆苗	20g
A 顆粒鶏ガラスープの素	小さじ½
ナンプラー	小さじ½
こしょう	少々

作り方

1 春雨は長ければ半分に切る。えびは酒をふる。エリンギは短冊切りにする。

2 小鍋に水180mℓ、豆苗、**1**、**A** を入れて火にかけ、煮立ったらえびに火が通るまで1〜2分煮る。

3 温めたスープジャー（P.18参照）に **2** を入れ、ふたをしめる。

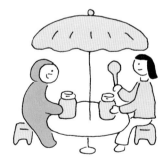

POINT ▶ ナンプラーで本格的なエスニックの風味に

えびやエリンギ、豆苗など、ローカロリー食材を組み合わせたヘルシースープ。好みでごま油やラー油をたらして、コクや辛みを足しても。豆苗は香菜に替えてもOK。

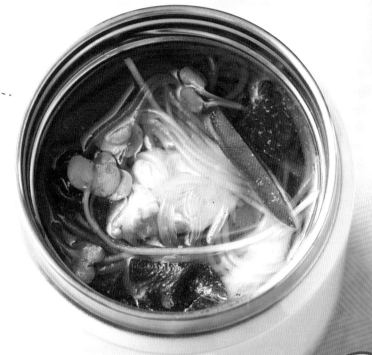

さ さ み と か つ お 粉 で
う ま み も た っ ぷ り

たんぱく質
17.7g

ささみとわかめの
和風春雨スープ

調理	6分	保温	1時間以上

✓ エネルギー　116kcal

✓ 糖質　　　　10.0g

✓ 塩分　　　　1.2g

材料（1人分）

緑豆春雨	10g
鶏ささみ	1本（60g）
赤パプリカ	⅛個
A 貝割れ菜	10g
乾燥わかめ・しょうゆ	各小さじ1
かつお粉	大さじ½

作り方

1 春雨は長ければ半分に切る。鶏肉は筋を取り、1cm厚さのそぎ切りにする。パプリカは細切りにする。

2 小鍋に水200mℓ、**1**、**A**を入れて火にかける。煮立ったらアクを取り、肉に火が通るまで1～2分煮る。かつお粉を加えてひと混ぜする。

3 温めたスープジャー（P.18参照）に**2**を入れ、ふたをしめる。

POINT ▶ 栄養素がまんべんなくとれるバランスのいいスープ

β-カロテンやビタミンC、Eが豊富なパプリカ。時間がたっても色が変わらないので、彩りにも便利。春雨で糖質、わかめでミネラル、食物繊維がとれるので、栄養バランスも優秀です。

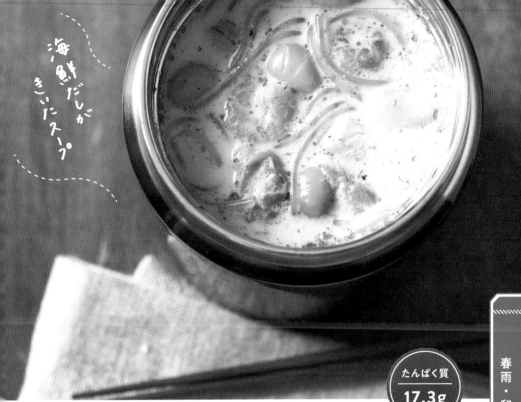

たんぱく質
17.3g

ちゃんぽん風春雨スープ

✓ エネルギー　187kcal

✓ 糖質　　　　14.7g

✓ 塩分　　　　1.6g

| 調理 | 7分 | 保温 | 1時間以上 |

材料（1人分）

緑豆春雨 ……………………………… 10g

シーフードミックス（冷凍）……… 60g

むき枝豆（冷凍）…………………… 20g

A 牛乳 ………………………… 100㎖

　　しょうゆ …………………… 小さじ1

　　こしょう …………………… 少々

かつお粉 …………………………… 大さじ½

ごま油 ……………………………… 小さじ¼

作り方

1 春雨は長ければ半分に切る。

2 小鍋に水100㎖、シーフードミックス、むき枝豆、**1**、**A**を入れて火にかけ、煮立ったらシーフードミックスに火が通るまで2〜3分煮る。かつお粉を加えてひと混ぜする。

3 温めたスープジャー（P.18参照）に**2**を入れてごま油を加え、ふたをしめる

POINT ▶ ライトな麺感覚でするっと食べられます

シーフードミックスと春雨でちゃんぽん気分を満喫。枝豆、牛乳、かつお粉でたんぱく質もしっかりとれます。いっしょにサラダやあえものを添えると栄養バランスがとれます。

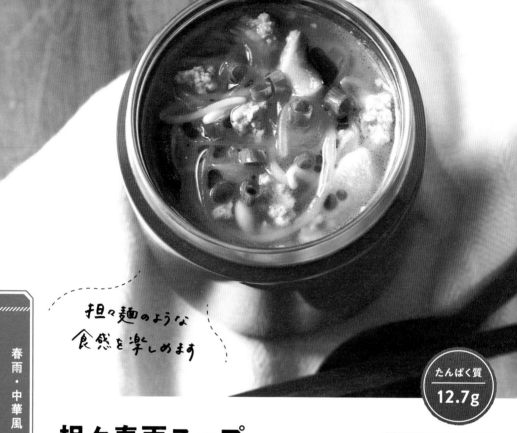

担々麺のような
食感を楽しめます

たんぱく質
12.7g

担々春雨スープ

✓ エネルギー	213kcal
✓ 糖質	11.1g
✓ 塩分	1.7g

| 調理 | 5分 | 保温 | 1時間以上 |

材料（1人分）

緑豆春雨 ············· 10g
豚ひき肉 ············· 50g
A｜豆もやし ········· 30g
　｜にんにく（薄切り）
　｜ ················· ½片
　｜干ししいたけ（薄切り）
　｜ ················· 5枚

白ねりごま・みそ
　············· 各小さじ1
顆粒鶏ガラスープの素
　············· 小さじ½
豆板醤 ··········· 小さじ⅛
ラー油 ··········· 小さじ⅛
万能ねぎ（小口切り）··· 少々

作り方

1 春雨は長ければ半分に切る。

2 小鍋に水200㎖、ひき肉、1、Aを入れて火にかけ、肉をほぐしながら煮る。煮立ったらアクを取り、肉に火が通るまで1〜2分煮る。

3 温めたスープジャー（P.18参照）に2を入れ、ラー油を加える。好みで万能ねぎを散らし、ふたをしめる。

POINT ▶ スープをたっぷり吸った春雨がおいしい

ひき肉や干ししいたけ、にんにくなど、うまみの出る食材を使ってコクのあるスープに。ひき肉がかたまらないように、ほぐしながら火にかけて。

素材別インデックス

本書のスープで使うおもな食材をピックアップ。家にある材料で作りたいスープを見つけたいときに活用してください。

たんぱく質量別インデックス

紹介したスープをそれぞれのたんぱく質量別にリストにしました。スープを作るときの参考にしてください。

たんぱく質量（g）

PROFILE

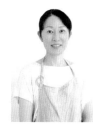

松尾みゆき（まつお みゆき）

管理栄養士・料理研究家・フードコーディネーター。大手食品メーカーでカフェや惣菜店のメニュー開発に携わったのち、独立。健康と料理をテーマに、食全般のコーディネーターとして、書籍や雑誌、テレビなどで幅広く活躍中。簡単で作りやすい家庭料理、栄養バランスを考えた食事の提案などに定評がある。著書は『フリージングで作りおき離乳食 改訂版』（新星出版社）、『時間がない朝 食欲のない朝はスープ＆ドリンクを作りましょう』（大泉書店）など多数。

STAFF

撮影	野口健志
デザイン	柴田紗枝（monostore）
スタイリング	坂本典子（シェルト＊ゴ）
編集・取材	坂本典子・佐藤由香（シェルト＊ゴ）
イラスト	YONE
校正	滝田 恵（シェルト＊ゴ）
撮影協力	サーモス株式会社

たんぱく質がたっぷりとれる スープジャー弁当

2021年9月25日　初版発行
2022年1月5日　第3刷発行

著　者　松　尾　み　ゆ　き
発行者　富　永　靖　弘
印刷所　公和印刷株式会社

発行所　東京都台東区　株式　新星出版社
　　　　台東2丁目24　会社
　　　　〒110-0016 ☎03（3831）0743

© Miyuki Matsuo　　　　　　　　　　Printed in Japan

ISBN978-4-405-09412-3